Podologia para pessoas com diabetes

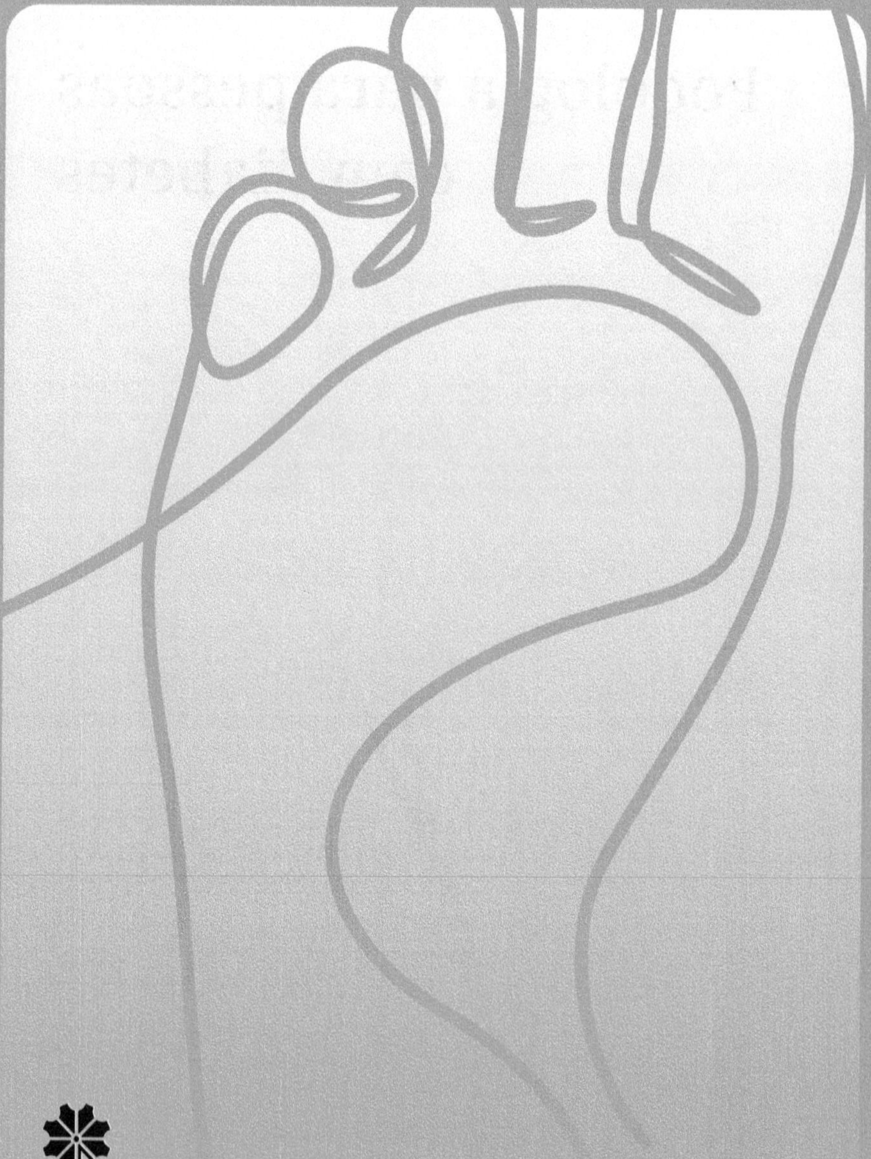

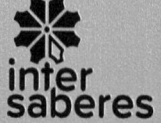

Podologia para pessoas com diabetes

Cristiano Caveião

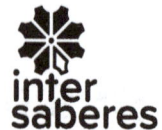

Rua Clara Vendramin, 58 . Mossunguê
Cep 81200-170 . Curitiba . PR . Brasil
Fone: (41) 2106-4170
www.intersaberes.com
editora@intersaberes.com

Conselho editorial
Dr. Alexandre Coutinho Pagliarini
Dr.ª Elena Godoy
Dr. Neri dos Santos
M.ª Maria Lúcia Prado Sabatella

Editora-chefe
Lindsay Azambuja

Gerente editorial
Ariadne Nunes Wenger

Assistente editorial
Daniela Viroli Pereira Pinto

Preparação de originais:
Ana Maria Ziccardi

Edição de texto
Arte e Texto
Monique Francis Fagundes Gonçalves

Capa
Sílvio Gabriel Spannenberg (*design*)
Gray Cat/Shutterstock (imagens)

Projeto gráfico
Sílvio Gabriel Spannenberg (*design*)
Olga Rai/Shutterstock (imagens)

Diagramação
Estúdio Nótua

Designer responsável
Sílvio Gabriel Spannenberg

Iconografia
Sandra Lopis da Silveira

Dados Internacionais de Catalogação na Publicação (CIP)
(Câmara Brasileira do Livro, SP, Brasil)

Caveião, Cristiano
  Podologia para pessoas com diabetes / Cristiano Caveião. -- Curitiba, PR : InterSaberes, 2024.

  Bibliografia.
  ISBN 978-85-227-1556-5

  1. Diabetes 2. Podiatria I. Título.

24-220771
CDD-617.585

Índices para catálogo sistemático:
1. Podiatria : Ciências médicas   617.585

Cibele Maria Dias – Bibliotecária – CRB-8/9427

1ª edição, 2024.
Foi feito o depósito legal.
Informamos que é de inteira responsabilidade do autor a emissão de conceitos.
Nenhuma parte desta publicação poderá ser reproduzida por qualquer meio ou forma sem a prévia autorização da Editora InterSaberes.
A violação dos direitos autorais é crime estabelecido na Lei n. 9.610/1998 e punido pelo art. 184 do Código Penal.

Sumário

9 *Prefácio*
11 *Apresentação*
13 *Como aproveitar ao máximo este livro*

Capítulo 1
17 **Aspectos gerais do diabetes e bases clínicas para o cuidar dos pés**
19 1.1 Aspectos conceituais do diabetes *mellitus* e metabolismo da insulina
24 1.2 Aspectos epidemiológicos do diabetes
27 1.3 Características do pé diabético
32 1.4 Terapêutica para tratamento
35 1.5 Características das alterações ungueais

Capítulo 2
41 **Avaliação dos pés da pessoa com diabetes *mellitus***
43 2.1 Classificação de risco do pé diabético e anamnese
47 2.2 Exame físico: avaliação clínica e neurológica
51 2.3 Exame físico: avaliação vascular
54 2.4 Exame físico: avaliação de feridas e exames complementares
57 2.5 Tratamento das alterações identificadas na avaliação dos pés diabéticos

Capítulo 3
63 Úlceras plantares e pé de Charcot

- *65* 3.1 Úlceras plantares
- *69* 3.2 Fatores desencadeantes das úlceras plantares
- *72* 3.3 Terapêutica para tratamento
- *75* 3.4 Prevenção de úlceras em pés diabéticos
- *77* 3.5 Neuroartropatia de Charcot

Capítulo 4
87 Alterações patológicas das unhas

- *89* 4.1 Linhas de Beau e gangrena
- *91* 4.2 Leuconiquia e unhas de Terry
- *93* 4.3 Onicomadese e onicólise
- *95* 4.4 Lúnula vermelha e hemorragia ungueal
- *97* 4.5 Síndrome das unhas amarelas e onicomicoses

Capítulo 5
107 Patologias podológicas

- *109* 5.1 Dermopatia diabética
- *113* 5.2 Neuropatia e angiopatia diabéticas
- *117* 5.3 Líquen plano e dermatite de contato
- *120* 5.4 Psoríase
- *122* 5.5 Lesões esqueléticas e distúrbios tróficos

Capítulo 6
129 Neuropatia diabética

- *131* 6.1 Fisiopatologia da neuropatia
- *134* 6.2 Causas e tratamento da neuropatia periférica
- *138* 6.3 Testes podológicos
- *143* 6.4 Exames para diagnóstico de neuropatia
- *146* 6.5 Cuidados com o pé neuropático

- *152 Considerações finais*
- *153 Lista de siglas*
- *154 Referências*
- *167 Respostas*
- *170 Sobre o autor*

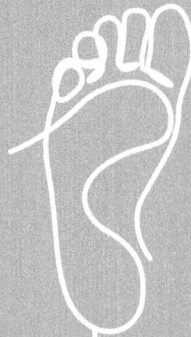

Dedico esta obra a todos os profissionais da área da podiatria, atuais e futuros, que, incansavelmente e com muito carinho, cuidam da principal parte responsável pela locomoção humana, os pés.

À família e aos amigos, que estiveram ao meu lado em todo o processo de escrita e compreenderam minha ausência em determinados momentos.

A todos que contribuíram, direta ou indiretamente, para a concretização deste livro, expresso minha mais profunda gratidão. Agradeço à minha família pelo apoio incondicional, aos amigos, pela inspiração e pelo encorajamento, e aos colegas e mentores que compartilharam seu conhecimento e sua experiência ao longo desta jornada.

Expresso um agradecimento especial aos leitores, cujo interesse e apoio tornam possível a existência desta obra. Que estas palavras possam inspirar, informar e enriquecer suas vidas da mesma forma que vocês enriqueceram a minha. Obrigado.

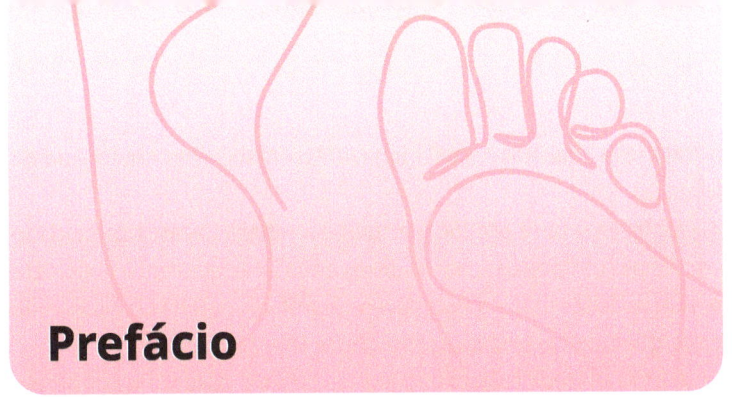

Prefácio

A *diabetes mellitus* é uma doença crônica não transmissível (DCNT) de alta prevalência mundial e que, a longo prazo, pode desencadear complicações em diversos órgãos, principalmente quando não ocorre o adequado controle glicêmico. Entre essas complicações crônicas, destacam-se as relacionadas aos pés.

As alterações nos pés das pessoas com diabetes devem ser consideradas situações clínicas complexas, de interesse multiprofissional e interdisciplinar, visto que delas deriva um grande impacto para a pessoa afetada e seu círculo de afetos, além de causar um impacto social muito relevante.

Nesse cenário, podem ocorrer alterações estruturais nos pés e nas unhas, alterações na sensibilidade protetora e na circulação sanguínea, limitações da mobilidade, alterações na marcha e no equilíbrio, feridas, infecções e, até mesmo, amputações, alterando sobremaneira a qualidade de vida do indivíduo afetado. Além disso, as alterações nos pés nas pessoas com diabetes e suas complicações são responsáveis pelo aumento dos custos assistenciais em saúde e pelo aumento na morbidade e na mortalidade desse público.

Tais eventos podem cursar de forma sintomática ou assintomática, sendo que os cuidados com os pés e sua avaliação periódica é prática recomendada pelo Ministério da Saúde do Brasil, pela Sociedade Brasileira de Diabetes (SBDi) e por entidades internacionais como a American Diabetes Association (ADA) – Associação Americana de Diabetes.

A presente obra propõe o estudo e a reflexão acerca do cuidado com os pés das pessoas com diabetes e sua interface com a podologia, porém pode ser utilizada por diversos profissionais da área da saúde e por qualquer pessoa que se interesse sobre o tema.

A obra oferece referencial teórico sobre o assunto e convoca a refletir acerca de melhores práticas voltadas aos cuidados dos pés das pessoas com diabetes de forma a prevenir a ocorrência de complicações e fazer o tratamento e a reabilitação, quando oportunos.

Dessa forma, contribui para que as pessoas com diabetes possam caminhar em sua vida sentindo o contentamento em receber o cuidado e as orientações corretas, provindas de pessoas habilitadas e atualizadas para essa função.

Profa. Dra. Ana Paula Hey
Habilitada em Podiatria Clínica

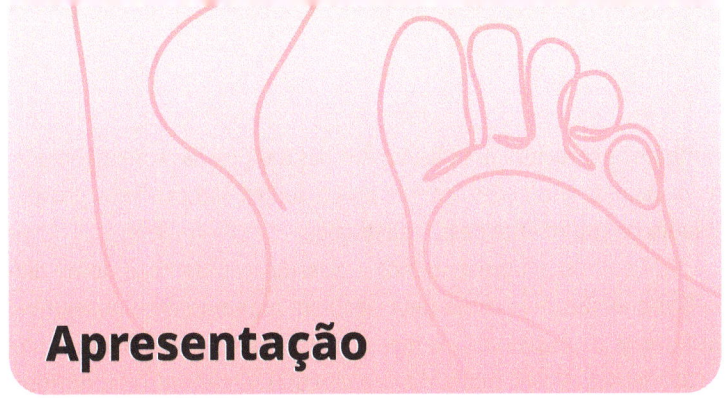

Apresentação

O diabetes *mellitus* (DM) é um problema de saúde comum na população brasileira. Segundo os dados do inquérito telefônico Vigitel (Brasil, 2023), no ano de 2023, o DM atingiu 10,2% da população brasileira.

A incidência anual de úlceras nos pés das pessoas com diabetes é de 2%, com um risco de 25% em desenvolvê-las ao longo da vida. Aproximadamente 20% das internações de indivíduos com DM são decorrentes de lesões nos membros inferiores e as complicações do pé diabético são responsáveis por 40% a 70% do total de amputações não traumáticas de membros inferiores na população geral. Os dados também apontam que 85% das amputações de membros inferiores em pessoas com DM são precedidas de ulcerações (Brasil, 2023).

Nesse cenário, a atividade do podólogo – profissional a quem este livro é destinado – torna-se essencial para a saúde e a qualidade de vida dos indivíduos com diabetes, porque é esse profissional que prestará assistência a esses pacientes com a atenção e o cuidado necessários.

Esta obra, portanto, pretende auxiliar na compreensão sobre as alterações nos pés das pessoas com diabetes, uma situação clínica complexa que exige conhecimento interdisciplinar. Para tanto, organizamos o conteúdo em seis capítulos, como descrito a seguir.

No Capítulo 1, descrevemos os aspectos epidemiológicos do DM relacionados às alterações nos pés das pessoas acometidas por essa condição, além da fisiologia e do metabolismo da insulina. Evidenciamos também as características físicas dos pés das pessoas com diabetes e as principais alterações entre esses pacientes, indicando as possibilidades de tratamento dessas alterações.

No Capítulo 2, apresentamos a classificação de risco do pé diabético e explicamos como deve ser feita a anamnese. Em seguida, indicamos os principais exames que devem ser aplicados durante as avaliações clínica, neurológica e vascular. Alguns testes indicados nesse capítulo serão retomados no último capítulo, com mais detalhes.

No Capítulo 3, abordamos aspectos relacionados às úlceras plantares, às causas da neuroartropatia de Charcot e como identificar seus fatores desencadeantes para promovermos seu tratamento. Indicamos também as formas mais eficientes de prevenção de úlceras em pés diabéticos.

No Capítulo 4, descrevemos a anatomia das unhas e apresentamos suas possíveis alterações, como deformações e distrofias, relacionadas às principais patologias do pé diabético. Abordamos patologias como linhas de Beau, gangrena, leuconiquia, unhas de Terry, entre outras, e os tratamentos adequados para essas gravidades.

No Capítulo 5, abordamos a relação entre dermatoses e diabetes. Apresentamos as alterações dermatológicas mais comuns em pessoas com diabetes e os aspectos relacionados a outras patologias, como dermopatia diabética, neuropatia diabética, angiopatia diabética, líquen plano, dermatite de contato, psoríase, lesões esqueléticas e distúrbios tróficos.

No Capítulo 6, tratamos da fisiopatologia da neuropatia para explicar como identificar suas causas e indicar seu tratamento. Retomamos, com mais detalhes, os testes podológicos abordados no segundo capítulo e destacamos as orientações que devem ser indicadas aos pacientes para os cuidados com os pés neuropáticos.

Ao longo deste livro, veremos que muitas alterações nos pés diabéticos estão associadas a problemas internos, como disfunções renais, hepáticas, cardíacas, pulmonares e deficiências vitamínicas. Desejamos que esta leitura auxilie o profissional da podologia a aguçar sua percepção sobre essas mudanças e colaborar para a saúde e a qualidade de vida das pessoas com diabetes.

Como aproveitar ao máximo este livro

Empregamos nesta obra recursos que visam enriquecer seu aprendizado, facilitar a compreensão dos conteúdos e tornar a leitura mais dinâmica. Conheça a seguir cada uma dessas ferramentas e saiba como elas estão distribuídas no decorrer deste livro para bem aproveitá-las.

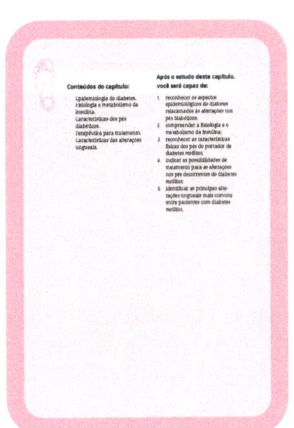

Conteúdos do capítulo

Logo na abertura do capítulo, relacionamos os conteúdos que nele serão abordados.

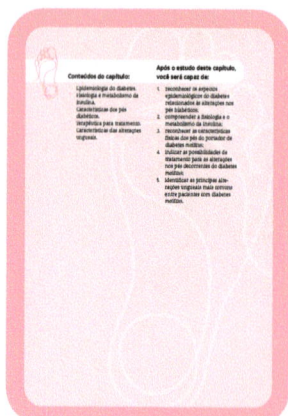

Após o estudo deste capítulo, você será capaz de:

Antes de iniciarmos nossa abordagem, listamos as habilidades trabalhadas no capítulo e os conhecimentos que você assimilará no decorrer do texto.

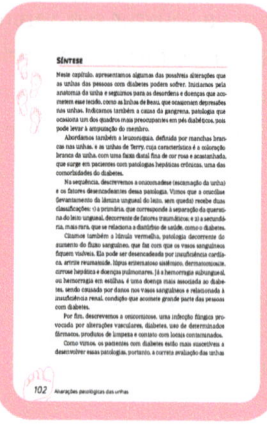

Síntese

Ao final de cada capítulo, relacionamos as principais informações nele abordadas a fim de que você avalie as conclusões a que chegou, confirmando-as ou redefinindo-as.

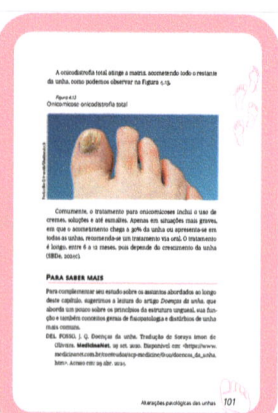

Para saber mais

Sugerimos a leitura de diferentes conteúdos digitais e impressos para que você aprofunde sua aprendizagem e siga buscando conhecimento.

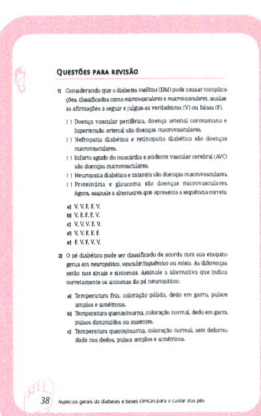

Questões para revisão

Ao realizar estas atividades, você poderá rever os principais conceitos analisados. Ao final do livro, disponibilizamos as respostas às questões para a verificação de sua aprendizagem.

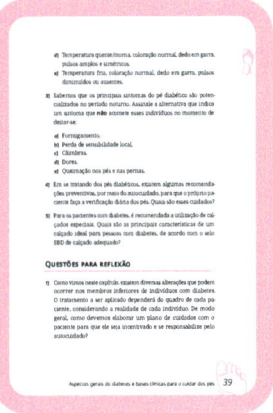

Questões para reflexão

Ao propor estas questões, pretendemos estimular sua reflexão crítica sobre temas que ampliam a discussão dos conteúdos tratados no capítulo, contemplando ideias e experiências que podem ser compartilhadas com seus pares.

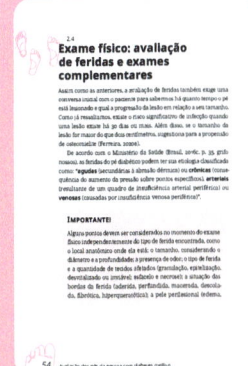

Importante!

Algumas das informações centrais para a compreensão da obra aparecem nesta seção. Aproveite para refletir sobre os conteúdos apresentados.

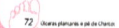

Fique atento!

Ao longo de nossa explanação, destacamos informações essenciais para a compreensão dos temas tratados nos capítulos.

Capítulo 1

Aspectos gerais do diabetes e bases clínicas para o cuidar dos pés

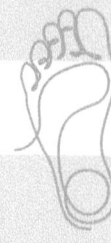

Conteúdos do capítulo

- Epidemiologia do diabetes.
- Fisiologia e metabolismo da insulina.
- Características dos pés diabéticos.
- Terapêutica para tratamento.
- Características das alterações ungueais.

Após o estudo deste capítulo, você será capaz de:

1. reconhecer os aspectos epidemiológicos do diabetes relacionados às alterações nos pés biabéticos;
2. compreender a fisiologia e o metabolismo da insulina;
3. reconhecer as características físicas dos pés do portador de diabetes *mellitus*;
4. indicar as possibilidades de tratamento para as alterações nos pés decorrentes do diabetes *mellitus*;
5. identificar as principas alterações ungueais mais comuns entre pacientes com diabetes *mellitus*.

1.1 Aspectos conceituais do diabetes *mellitus* e metabolismo da insulina

O diabetes *mellitus* (DM) é definido como uma síndrome de causas múltiplas, decorrente da falta ou da incapacidade de a insulina cumprir sua função no organismo de forma adequada, ou seja, quebrar as moléculas de glicose (açúcar) e transformá-las em energia.

A Sociedade Brasileira de Diabetes (SBDi) recomenda a classificação baseada na etiopatogenia do diabetes, que compreende o diabetes tipo 1 (DM1), o diabetes tipo 2 (DM2), o diabetes gestacional (DMG) e os outros tipos de diabetes (ADA, 2014). O DM2 está associado à obesidade e ao envelhecimento. Já o DM1 é causado por destruição das células ß, tradicionalmente autoimune, levando a uma deficiência grave da secreção de insulina. Trataremos dessa classificação, com mais detalhes, mais adiante.

Essa falha no funcionamento da insulina ocasiona altas taxas de açúcar no sangue de forma permanente, condição denominada *hiperglicemia* (Costanzo, 2024). O DM é, portanto, uma hiperglicemia crônica que leva ao distúrbio do metabolismo de lipídios, carboidratos e proteínas (Rodacki et al., 2023; Costanzo, 2024).

A glicemia é a quantidade de glicose que circula em nosso sangue. Quando os níveis de glicose (açúcar) no sangue estão muito elevados, temos um quadro de hiperglicemia; quando a situação é inversa, ou seja, os níveis de glicose estão abaixo dos níveis considerados comuns, temos a hipoglicemia (Brandão Neto, 2016).

Neste ponto, podem surgir dois questionamentos: 1) pessoas com DM podem apresentar quadros hiperglicêmicos?; 2) Rotineiramente, quadro de hipoglicemia é sinônimo de saúde?

A resposta para a primeira questão é que pessoas com diabetes devem manter uma alimentação regrada e saudável. Quando passam muito tempo sem comer (em jejum prolongado) ou quando reduzem

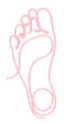

demasiadamente o consumo de carboidratos e exacerbam na prática de exercícios físicos, ou ainda tomam doses exageradas de insulina, podem ter quadros hipoglicêmicos.

Com relação à segunda questão, considerando que a glicose é a nossa fonte de energia e que precisamos dela para manter as funções neurocognitivas intactas e a nossa sobrevivência, episódios recorrentes de hipoglicemia não são ideais para o nosso organismo (Brandão Neto, 2016).

Assim, pessoas diagnosticadas com DM precisam fazer um controle rigoroso da quantidade de glicose no organismo e podem necessitar utilizar a insulina para auxiliar nessa regulação, porque, afinal, o hormônio auxilia no processo de captação da glicose pelas células, e, quando há uma deficiência desse hormônio, a glicose ficará no sangue, sem conseguir chegar às células.

Vamos conhecer melhor esse processo. O pâncreas é o órgão responsável pela produção da insulina, hormônio produzido pelas células do tipo beta (β), que estão localizadas nas ilhotas de Langerhans do pâncreas. Uma pessoa com DM tipo 1 terá as células β atacadas pelo sistema de defesa do organismo (uma reação autoimune), impedindo que ele produza a insulina.

Figura 1.1
Ilhéus pancreáticos

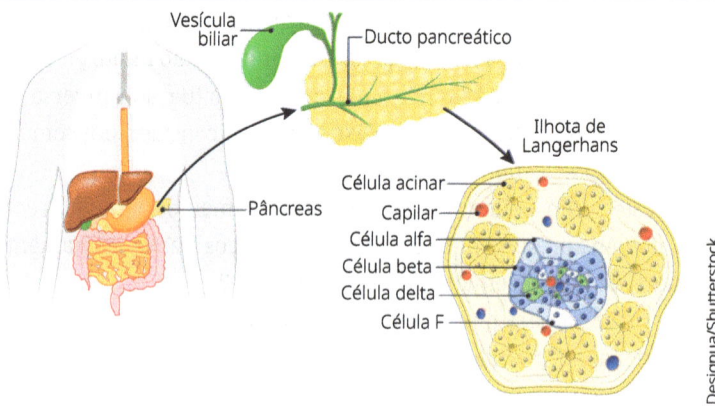

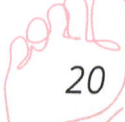

Aspectos gerais do diabetes e bases clínicas para o cuidar dos pés

No DM tipo 2, o organismo não produz mais insulina, ou produz em pouca quantidade, fazendo com que o nível de açúcar no sangue fique elevado. Olhando dessa forma, o processo do mecanismo de regulação da insulina parece ser simples, mas, na verdade, é bem complexo e envolve um elevado número de proteínas intracelulares responsáveis pelas vias de sinalização e de efeito metabólico (SBDi, 2023).

Além dos tipos de *diabetes mellitus* classificados de acordo com sua etiopatogenia, que compreendem o DM1, o DM2, o diabetes gestacional (DMG), há outros tipos de diabetes.

É possível utilizar outras classificações, que incluem os subtipos de DM, considerando as características clínicas e relacionando-as como o momento do início do diabetes, a história familiar, a função residual das células beta, os índices de resistência à insulina, o risco de complicações crônicas, o grau de obesidade, a presença de autoanticorpos e eventuais características sindrômicas (Rodacki et al., 2023).

No Quadro 1.1, listamos os outros tipos de diabetes.

Quadro 1.1
Outros tipos de diabetes

Outros tipos de diabetes
Defeitos monogênicos na função das células ß pancreáticas: • Mody (*Mature Onset Diabetes of the Young*) • Diabetes neonatal, transitório ou permanente • Diabetes mitocondrial
Defeitos genéticos na ação da insulina: • Síndrome de resistência à insulina tipo A • Leprechaunismo • Síndrome de Rabson-Mendenhall • Diabetes lipoatrófico
Doenças do pâncreas exócrino: • Pancreatite • Trauma ou pancreatectomia • Neoplasia pancreática • Fibrose cística • Hemocromatose • Pancreatopatia fibrocalculosa

(continua)

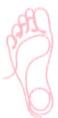

(Quadro 1.1 – conclusão)

Outros tipos de diabetes
Associado a endocrinopatias: • Acromegalia • Síndrome de Cushing • Glucagonoma • Feocromocitoma • Hipertireoidismo • Somatostatinoma • Aldosteronoma
Secundário a drogas (quimicamente induzido): • Vacor (Piriminil–raticida com potencial para destruir célula Beta) • Pentamidina • Ácido nicotínico • Glicocorticoides • Hormônio de tireoide • Diazóxido • Agonista ß adrenérgico • Tiazídicos • Difenilhidantoina • Interferon Y
Secundário a infecções: • Rubéola congênita • Citomegalovírus
Formas incomuns de DM imunomediado: • Síndrome da pessoa rígida • Síndrome de resistência à insulina tipo B (por anticorpos antirreceptor de insulina)
Outras síndromes genéticas associadas ao diabetes *mellitus* (DM): • Síndrome de Down • Síndrome de Klinefelter • Síndrome de Turner • Síndrome de Wolfram • Síndrome de Prader Willi • Ataxia de Friedreich • Coreia de Huntington • Síndrome de Laurence-Moon-Biedl • Distrofia miotônica • Porfiria

Fonte: Elaborado com base em ADA, 2014; SBDi, 2023.

O tipo 1 é causado pela destruição das células produtoras de insulina, uma reação autoimune em que as células produtoras de insulina são destruídas pela formação de anticorpos que as atacam.

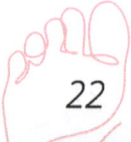

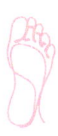

Acometendo cerca de 90% das pessoas com diabetes, o tipo 2 é o mais comum e está associado à obesidade e ao envelhecimento. Seu início é insidioso e caracterizado por resistência à insulina e pela deficiência de secreção da insulina pelas células beta (β) pancreáticas (Rodacki et al., 2023). De acordo com o Ministério da Saúde (Brasil, 2021) e a Sociedade Brasileira de Diabetes (SBDi, 2023), entre os principais sintomas estão:

- polifagia (fome frequente);
- polidipsia (sede constante);
- formigamento nos pés e nas mãos;
- poliúria (vontade de urinar diversas vezes);
- infecções frequentes na bexiga, nos rins e na pele;
- feridas que demoram para cicatrizar;
- visão embaçada.

O tipo gestacional está relacionado à diminuição da tolerância à glicose, diagnosticada pela primeira vez na gestação, podendo ou não persistir após o parto (Rodacki et al., 2023).

Segundo Ahlqvist et al. (2018) e a Organização Mundial da Saúde – OMS (WHO, 2019), os principais fatores de risco são:

- idade (acima de 25 anos);
- obesidade ou ganho excessivo de peso na gravidez atual;
- deposição central excessiva de gordura corporal;
- história familiar de diabetes em parentes de 1º grau.

Existem outros tipos de diabetes que são decorrentes de defeitos genéticos associados com outras doenças ou com o uso de medicamentos (Brasil, 2021).

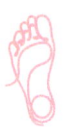

1.2 Aspectos epidemiológicos do diabetes

Certamente, já ouvimos falar sobre o DM e é muito provável que tenhamos algum familiar acometido por ele. Essa afirmação é possível devido aos dados epidemiológicos do Brasil, cuja prevalência da doença é de 7,6% da população (Malerbi; Franco, 1992). No cenário internacional, no ano de 2021, o Brasil ocupava a 6ª posição com adultos entre 20-79 anos com diabetes. Ainda se projeta que, em 2045, permanecerá nessa mesma posição, passando de 15,7 milhões (2021) para 23,2 milhões (2045) (IDF, 2021).

Apesar dos esforços dos profissionais de saúde e dos governos em sensibilizar a população para os riscos do DM, as estimativas vêm sendo superadas a cada ano, conforme ilustrado na Figura 1.2.

Figura 1.2
Estimativa do número de pessoas com diabetes para 2025

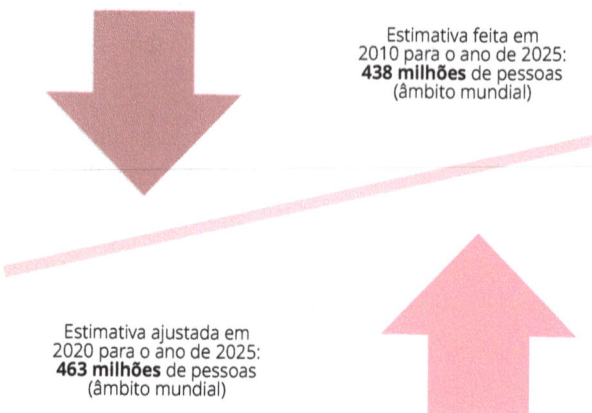

Estimativa feita em 2010 para o ano de 2025: **438 milhões** de pessoas (âmbito mundial)

Estimativa ajustada em 2020 para o ano de 2025: **463 milhões** de pessoas (âmbito mundial)

Fonte: Elaborado com base em IDF, 2021.

Por ser um problema de saúde pública, o Ministério da Saúde estabeleceu a data de 26 de junho como o Dia Nacional do Diabetes,

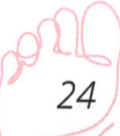

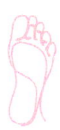

a fim de que ocorra maior sensibilização da sociedade para a importância da prevenção e dos cuidados do diabetes.

Todos os anos, nessa data, os serviços de saúde desenvolvem ações para despertar o interesse da população em saber mais sobre a doença, pois, apesar de acometer tantas pessoas ao redor do mundo, nem todos percebem sua gravidade e, por vezes, desconhecem suas complicações. Como essas complicações podem levar à morte, o diabetes tornou-se uma das mais mortais entre as doenças crônicas não transmissíveis (DCNTs), ocupando o 4º lugar como principal causa de óbito (Brasil, 2024; Paraná, 2018).

Embora o óbito seja a consequência de bastante preocupação dos serviços de saúde, dados epidemiológicos apontam que o diabetes é responsável por "50 a 70% das amputações não traumáticas de membros inferiores e é a principal causa de cegueira adquirida" (Paraná, 2018, p. 12).

Além disso, as complicações crônicas do diabetes podem causar outras doenças, como as listadas no Quadro 1.2.

Quadro 1.2
Complicações do diabetes

Doenças macrovasculares
Acidente vascular cerebral (AVC)
Dislipidemia
Doença arterial coronariana
Doença vascular periférica
Hipertensão arterial
Infarto agudo do miocárdio
Doenças microvasculares
Catarata
Glaucoma
Nefropatia diabética
Neuropatia diabética: câimbras, parestesias e/ou dor nos membros inferiores, mononeuropatia de nervo craniano
Proteinúria
Retinopatia diabética

Fonte: Elaborado com base em Brasil, 2013; Tschiedel, 2014; Paraná, 2018.

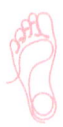

Além das complicações citadas, há outras que também merecem destaque e atenção para o tratamento dessa doença (Paraná, 2018):

- **Complicações agudas**: Hipoglicemia, crises glicêmicas (cetoacidose e síndrome hiperosmolar não cetótica).
- **Pele mais sensível**: A hiperglicemia rouba a água do corpo, assim, os diabéticos sofrem mais com a desidratação da epiderme. O ressecamento da pele pode ocasionar rachaduras que podem evoluir facilmente para feridas. Além disso, a pele seca provoca coceiras e propicia o desenvolvimento de infecções por fungos ou bactérias.
- **Alteração de humor, ansiedade e depressão**: Além da ansiedade e do medo gerados pelo diagnóstico, outros fatores relacionados à rotina de quem convive com a doença também podem ser estressantes, como as restrições alimentares, o tratamento, as hospitalizações e o aumento nas despesas.
- **Problemas sexuais**: Os principais problemas ocasionados pelo DM são a disfunção erétil e problemas de ejaculação.
- **Pé diabético**: Caracteriza-se por feridas nos pés de pessoas com diabetes que, em razão do alto nível de açúcar no sangue e à má circulação sanguínea, não cicatrizam. É uma das complicações mais comuns do diabetes mal controlado.

Entre as principais causas do diabetes estão o avanço da idade aliado ao sobrepeso, ao sedentarismo e ao histórico familiar, portanto, a alimentação saudável, a prática de exercício físico regular e a abstinência de tabaco e de álcool podem prevenir não apenas o diabetes, mas também suas complicações, como as que afetam o pé da pessoa com diabetes.

1.3 Características do pé diabético

O pé diabético é uma das complicações mais rotineiras decorrentes do DM e seu agravamento pode ser delicado para a vida do indivíduo, como feridas crônicas e infecções e, até mesmo, amputações de membros inferiores.

Segundo o Ministério da Saúde (Brasil, 2016c; Brasil, 2013), o pé diabético é definido por alterações nos pés de pessoas com diabetes não controlado, podendo apresentar infecção, ulceração e/ou destruição de tecidos superficiais e profundos, associados a anormalidades neurológicas e a vários graus de doença vascular periférica.

As alterações decorrentes do quadro de DM relacionadas às partes neurológica e vascular em extremidades levam a distorções na anatomia e na fisiologia normais dos pés. Surgem pontos de pressão provocados pela alteração do trofismo muscular e da anatomia óssea, e a cicatrização ocorre de forma mais lenta e menos eficaz, devido ao ressecamento cutâneo que prejudica a elasticidade protetora da pele e a circulação local (Brasil, 2016c; Brasil, 2013).

Entre as alterações mais comuns, as amputações são as mais graves e de maior impacto socioeconômico.

O Ministério da Saúde (Brasil, 2016c) classifica a condição do pé diabético de acordo com sua etiopatogenia:

- **Neuropático**: Caracteriza-se pela perda progressiva da sensibilidade.
- **Vascular/isquêmico**: Caracteriza-se pelo histórico de claudicação (dor intensa nas pernas) intermitente e/ou dor à elevação do membro.
- **Misto**: Combinação entre neuropático e neuroisquêmico.

As diferenças podem ser percebidas pelos sinais e sintomas, conforme descrevemos no Quadro 1.3.

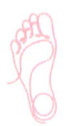

Quadro 1.3
Classificação fisiopatológica do pé diabético, segundo sinais e sintomas

Sinal/Sintoma	Pé neuropático	Pé isquêmico
Temperatura do pé	Quente ou morno	Frio
Coloração do pé	Coloração normal	Pálido, com elevação ou cianótico com declive
Aspecto da pele do pé	Pele seca e fissurada	Pele fina e brilhante
Deformidade do pé	Dedo em garra, dedo em martelo, pé de Charcot ou outro	Deformidades ausentes
Sensibilidade	Diminuída, abolida ou alterada (parestesia)	Sensação dolorosa, aliviada quando as pernas estão pendentes
Pulsos pediais	Pulsos amplos e simétricos	Pulsos diminuídos ou ausentes
Calosidades	Presentes, especialmente na planta dos pés	Ausentes
Edema	Presente	Ausente
Localização mais comum da úlcera (se houver)	1º e 5º metacarpos e calcâneo (posterior); redondas, com anel querotásico periulcerativo; não dolorosas	Laterodigital, sem anel querotásico; dolorosas

Fonte: Brasil, 2016c, p. 12-13.

Segundo o Ministério da Saúde (Brasil, 2016c), sintomas como formigamento, perda da sensibilidade local, dores, queimação nos pés e nas pernas são potencializados no período da noite, ao deitar-se, bem como sensação de agulhadas, dormência e fraqueza nas pernas.

Apesar dos sintomas, é muito comum que o indivíduo busque assistência apenas quando a ferida e/ou a infecção estejam em estágio avançado, o que dificulta sua recuperação, por isso é preciso insistir na prevenção. As orientações para o autocuidado, por meio da verificação diária dos pés, para a limpeza e a secagem corretas no

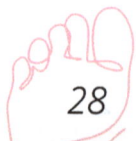

momento da higiene são fundamentais e devem ser constantemente lembradas pelos profissionais da saúde aos pacientes e aos cuidadores.

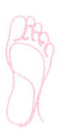

Para evitar o ressecamento da pele, ocasionado pela redução da sudorese e que facilita a abertura de fissuras e rachaduras, é essencial usar hidratante diariamente após a higiene, sem passá-lo entre os dedos para evitar o surgimento de micoses (Brasil, 2016c; Sacco et al., 2023).

O uso de sapatos confortáveis e adequados e o cuidado com o corte das unhas, que deve ser mantida reta para evitar encravamento, também são fundamentais para evitar problemas. Além disso, o paciente deve evitar andar descalço e deve calçar sempre sapatos fechados, com meias que possam evitar a ulceração (Brasil, 2016c;- Sacco et al., 2023).

A questão do calçado correto para indivíduos com diabetes é tão importante que a SBDi lançou um conjunto de normas técnicas para orientar os fabricantes. Quando o calçado atende a esse conjunto de normas, recebe o selo SBD de Calçado Adequado. Entre as principais características de um calçado ideal para pessoas com diabetes estão:

> Peso menor que 400 g (máximo: 480 g); parte anterior (frente) ampla, com largura e altura suficientes para acomodar os dedos; solado não flexível com redução de impacto e antiderrapante e espessura mínima de 20 mm; ausência de costuras e/ou dobras internas; colarinho almofadado; lingueta prolongada; palmilha removível; abertura e fechamento com calce regulável; numeração de um ponto ou meio ponto e ao menos duas larguras; salto 2 cm; rigidez no médio pé e fixação no calcanhar [...]. É necessária, ainda, a inspeção do calçado internamente antes de calçá-lo, já que qualquer objeto, ainda que pequeno, presente no interior do sapato pode não ser sentido pela pessoa com DM devido à neuropatia e causar lesão devido à perda da sensibilidade. (Oliveira, 2024)

A definição de normas técnicas para a fabricação de sapatos adequados às pessoas com diabetes atende à demanda dos pacientes que sofrem com deformidades anatômicas nos pés. Segundo o Ministério

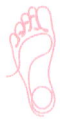

da Saúde (Brasil, 2016c), as principais deformidades anatômicas são "aumento das proeminências dos metatarsos, dedos em garra, dedos em martelo, joanetes e perda do arco plantar", também chamada de *neuroartropatia de Charcot* (NAC), como descrevemos mais adiante.

O aumento das proeminências dos metatarsos e os dedos em garra são uma das principais evidências da neuropatia motora. O dedo em garra ocorre devido ao desequilíbrio na musculatura intrínseca (Ferreira, 2020b). É uma deformidade que se apresenta em todas as articulações do dedo, como vemos na Figura 1.3, diferente do dedo martelo, cuja deformidade ocorre em uma única articulação, que fica posicionada entre os dois primeiros ossos dos dedos, como vemos na Figura 1.4.

Figura 1.3
Aumento das proeminências dos metatarsos e dedos em garra

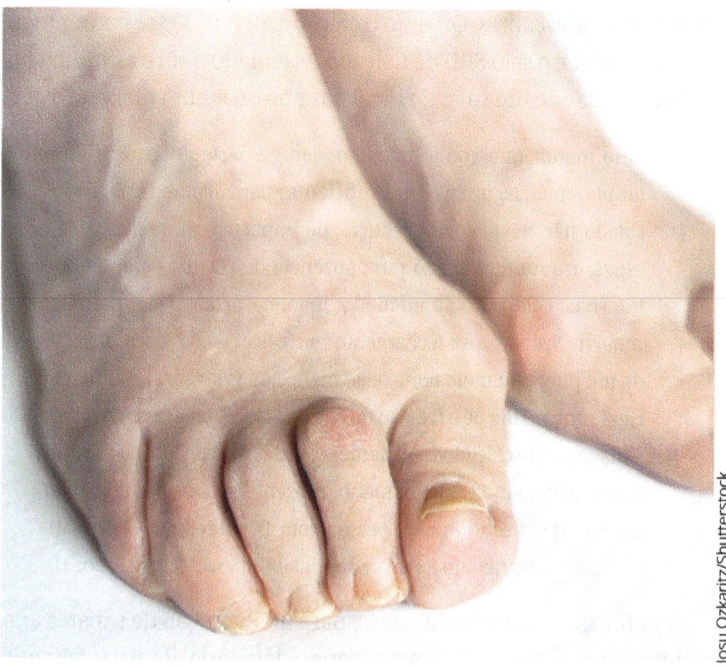

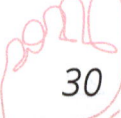

Aspectos gerais do diabetes e bases clínicas para o cuidar dos pés

Essa condição é considerada grave, visto que aumenta, em 6,8 vezes, a chance de desenvolver ulcerações. Além disso, pode provocar dores ao paciente (Lira et al., 2020).

Figura 1.4
Dedos em martelo e joanetes

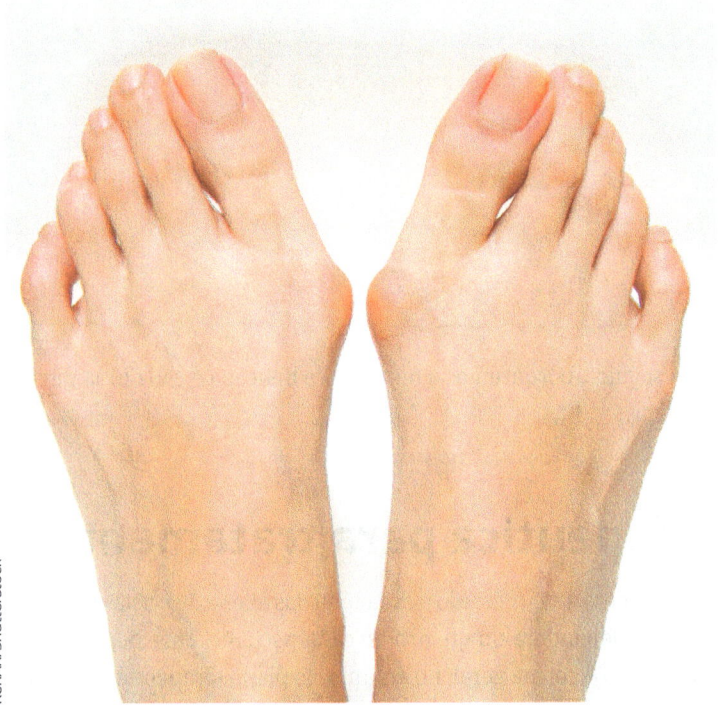

Normalmente, a NAC desenvolve-se em pacientes na faixa etária dos 60 anos e que convivem com o DM há mais de uma década. Pacientes diagnosticados com essa condição têm não apenas a qualidade, mas também a expectativa de vida reduzidas, o que torna imprescindível o cuidado preventivo com os pés (Ferreira, 2020b).

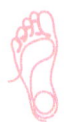

Figura 1.5
Perda do arco plantar (neuroartropatia de Charcot – NAC)

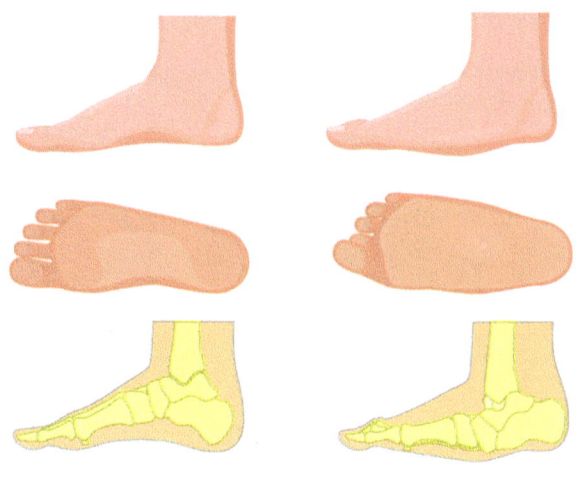

A seguir, abordaremos a terapêutica aplicada a cada uma dessas condições.

1.4 Terapêutica para tratamento

O tratamento a ser aplicado a cada uma das alterações vistas na seção anterior dependerá do quadro de cada paciente, considerando sua realidade. De forma geral, no entanto, "o plano terapêutico deve ser, sempre que possível, compartilhado, incentivando a responsabilização do indivíduo com seu autocuidado e promovendo sua autonomia, bem como considerando o suporte social necessário e disponível" (Brasil, 2016c, p. 41).

Para o sucesso da terapêutica aplicada, é necessário que o profissional de saúde faça uma classificação de risco para avaliar os fatores de risco existentes e buscar formas de erradicá-los, prevenindo, assim, ulcerações e infecções.

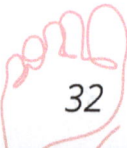

No Quadro 1.4, indicamos os cuidados que devem ser tomados de acordo com a classificação de risco, com base no *Manual do pé diabético*, elaborado pelo Ministério da Saúde (Brasil, 2016c).

Quadro 1.4
Cuidados recomendados para o pé diabético, segundo a classificação de risco

Categoria de risco	Definição	Recomendação	Acompanhamento
0	Sem perda de sensibilidade protetora dos pés (PSP). Sem doença arterial periférica (DAP).	Orientações sobre calçados apropriados. Estímulo ao autocuidado.	Anual, com enfermeiro ou médico da Atenção Básica.
1	PSP com ou sem deformidade.	Considerar o uso de calçados adaptados. Considerar correção cirúrgica, caso não haja adaptação.	A cada 3 a 6 meses, com enfermeiro ou médico da Atenção Básica.
2	DAP com ou sem PSP.	Considerar o uso de calçados adaptados. Considerar necessidade de encaminhamento ao cirurgião vascular.	A cada 2 a 3 meses com médico e/ou enfermeiro da Atenção Básica. Avaliar encaminhamento ao cirurgião vascular.
3	História de úlcera ou amputação	Considerar o uso de calçados adaptados. Considerar correção cirúrgica, caso não haja adaptação. Se houver DAP, avaliar a necessidade de encaminhamento ao cirurgião vascular.	A cada 1 a 2 meses, com médico e/ou enfermeiro da Atenção Básica ou médico especialista.

Fonte: Brasil, 2016c, p. 42.

Como já afirmamos, os cuidados diários são providências essenciais para a prevenção de complicações, por essa razão, cabe aos

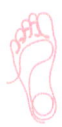

profissionais de saúde sensibilizar os pacientes sobre a importância do autocuidado, já descrito anteriormente, e a adequação dos calçados.

As deformidades anatômicas devem ser avaliadas com mais cautela e, como tratamento, pode ser determinada apenas ou a adequação de calçado ou a necessidade de órtese. A dor neuropática[1], inicialmente, é tratada com a introdução de analgésicos não opioides e, em casos mais acentuados, com antidepressivos tricíclicos, conforme disposto na Relação Nacional de Medicamentos Essenciais 2014 – Rename (Brasil, 2016c).

As ações citadas nos parágrafos anteriores objetivam evitar que pacientes com diabetes desenvolvam úlceras, um risco para o paciente com dificuldade de cicatrização, por isso, em casos de ulcerações, o profissional de saúde deve buscar "manter a úlcera limpa, úmida e coberta, favorecendo o processo de cicatrização" (Brasil, 2016c, p. 46).

O tratamento das infecções deve considerar se a infecção é bacteriana ou fúngica. As mais comuns são as micoses dos pés (*Tinea pedis*), seguidas das onicomicoses (micose das unhas).

Para ambos os casos, o tratamento farmacológico alcança bons resultados: as micoses dos pés são comumente tratadas com miconazol 2% ou cetoconazol 2%, e as onicomicoses, com itraconazol 100 mg. Quando a infecção é bacteriana, devemos avaliar a gravidade do quadro, pois infecção grave pode exigir a internação para uso de antibiótico parenteral. Em situações mais moderadas, podemos utilizar a terapêutica de forma ambulatorial de antibiótico parenteral. No caso de situações leves, devemos verificar a necessidade de uso de antibiótico via oral (Brasil, 2016c).

---

1   A dor neuropática é caracterizada por uma sensação de queimação, parestesia, dor aguda ou pulsante. Pode ser associada a lesões nos nervos periféricos ou no sistema nervoso central. É ocasionada "por uma lesão do sistema nervoso somatossensorial e representa uma condição muito comum de dor crônica" (Campos et al., 2023, p. 9693).

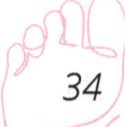

1.5 Características das alterações ungueais

Com a função de proteger a ponta dos dedos dos pés e das mãos, as unhas são também conhecidas como *lâminas ungueais*, porque sua estrutura anatômica é composta pela "lâmina ungueal, o Leito ungueal, a matriz ungueal, a cutícula, o Eponíquio, o Hiponíquio, ligamentos especializados e as pregas ungueais" (Frangie et al., 2016, p. 147).

Uma unha saudável deve ter a superfície lisa e brilhante, cujo leito ungueal transpareça, sem rachaduras ou depressões. A aparência das unhas é também um reflexo da saúde do corpo.

Figura 1.6
Estrutura da unha

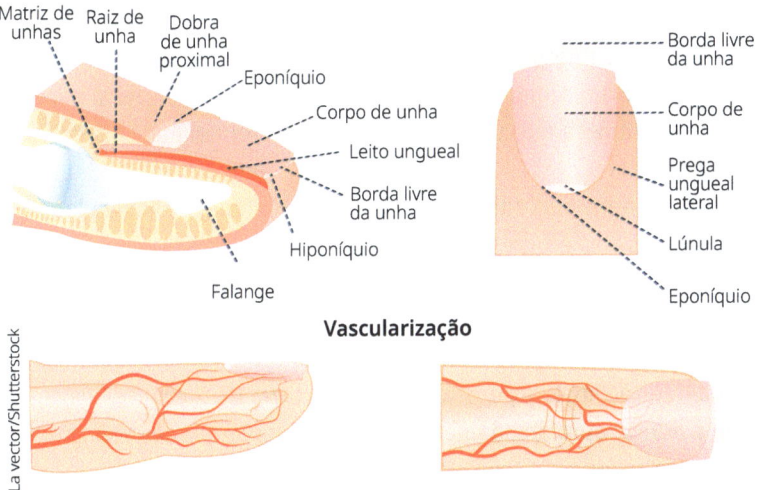

Para ampliar nosso conhecimento a respeito da saúde das unhas, citamos alguns problemas comuns que acometem esse tecido:

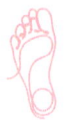

Anoníquia: ausência de unhas;

Coiloníquea: unhas adeldaçadas (finas) e tem como causas distúrbios endocrinológicos;

Hiperqueratose: aumento da queratina no vale da unha descolando o corpo da unha para cima. Ocorre nas micoses, psoríases e nos distúrbios de queratinização;

Leuconíquia: coloração branca no corpo da unha. Surge em traumatismos, onicomicoses e doenças sistêmicas;

Onicocriptose: encravamento da unha;

Onicomicose: doenças no corpo da unha causado [sic] por fungos;

Onicopatia: doenças no corpo da unha; [...]

Paroníquia: inflamação das partes moles peringueais, causadas por *Candida* sp, bactérias e infecções mistas. (Bega; Larosa, 2010, p. 213)

Além das infecções nos pés, é muito comum que pacientes com diabetes sejam acometidos por infecções ungueais de origem bacteriana ou fúngica que podem provocar o aparecimento de infecções secundárias.

Como afirmam Minelli et al. (2003, p. 746), "a invasão de planos profundos ou a progressão rápida em planos superficiais tem importância variável, dependendo do estado da circulação local", podendo ocasionar a necrose do tecido.

Os casos de alterações ungueais agravam-se ainda mais quando o indivíduo acometido por diabetes passa a fazer hemodiálise, chegando a atingir aproximadamente 71% dessa população. As principais alterações são: unhas meio a meio, caracterizada pela palidez proximal e coloração eritemato-acastanhada, na porção distal da lâmina ungueal; ausência de Lúnula, que corresponde a não visualização da parte visível da matriz ungueal; e a hemorragia em estilhas, que são linhas avermelhadas na região distal da lâmina ungueal (Martinez et al., 2010).

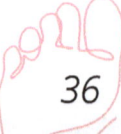

Para saber mais

Para aprofundar seus estudos sobre os temas abordados neste capítulo, sugerimos a leitura das diretrizes da Sociedade Brasileira de Diabetes (SBDi), que consistem em atualizações no conhecimento científico a respeito dessa doença. As diretrizes esclarecem os critérios para diagnóstico, como devem ser feitos o rastreamento e a prevenção, quais as melhores medidas para o estilo de vida adequado aos indivíduos acometidos por essa doença, quais tratamentos farmacológico, cirúrgico e associado a outras comorbidades são indicados e outros aspectos importantes relacionados à doença.

SBD – Sociedade Brasileira de Diabetes. **Diretriz da Sociedade Brasileira de Diabetes 2024.** Disponível em: <https://diretriz.diabetes.org.br/>. Acesso em: 15 ago. 2024.

Síntese

Neste capítulo, apresentamos os aspectos gerais do diabetes, considerado um problema de saúde pública, ressaltando por que devemos sensibilizar a sociedade para a importância de sua prevenção e dos cuidados que essa doença exige.

Tratamos da fisiologia e do metabolismo da insulina e sua importância para o controle do nível de glicose no sangue. Como explicamos, quando a insulina não é produzida pelo pâncreas ou é produzida em quantidade insuficiente, ocorre o diabetes.

Apresentamos também a classificação fisiopatológica do pé diabético segundo seus sinais e sintomas. Descrevemos algumas alterações que podem ocorrer nos membros inferiores de indivíduos com diabetes e qual terapêutica deve ser aplicada com base na classificação de risco feita pelo profissional de saúde, que deve avaliar os fatores de risco existentes.

Por fim, citamos as infecções cutâneas, muito comuns entre pacientes com diabetes.

QUESTÕES PARA REVISÃO

1] Considerando que o diabetes *mellitus* (DM) pode causar complicações, classificadas como *microvasculares* e *macrovasculares*, analise as afirmações a seguir e julgue-as verdadeiras (V) ou falsas (F).

[ ] Doença vascular periférica, doença arterial coronariana e hipertensão arterial são doenças macrovasculares.
[ ] Nefropatia diabética e retinopatia diabética são doenças microvasculares.
[ ] Infarto agudo do miocárdio e acidente vascular cerebral (AVC) são doenças microvasculares.
[ ] Neuropatia diabética e catarata são doenças macrovasculares.
[ ] Proteinúria e glaucoma são doenças microvasculares.
Agora, assinale a alternativa que apresenta a sequência correta:

a] V, V, F, F, V.
b] V, F, F, F, V.
c] V, V, V, F, V.
d] V, V, F, F, F.
e] F, V, F, V, V.

2] O pé diabético pode ser classificado de acordo com sua etiopatogenia em *neuropático*, *vascular/isquêmico* ou *misto*. As diferenças estão nos sinais e sintomas. Assinale a alternativa que indica corretamente os sintomas do pé neuropático:

a] Temperatura fria, coloração pálida, dedo em garra, pulsos amplos e simétricos.
b] Temperatura quente/morna, coloração normal, dedo em garra, pulsos diminuídos ou ausentes.
c] Temperatura quente/morna, coloração normal, sem deformidade nos dedos, pulsos amplos e simétricos.

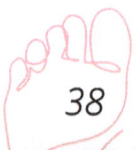

d) Temperatura quente/morna, coloração normal, dedo em garra, pulsos amplos e simétricos.
   e) Temperatura fria, coloração normal, dedo em garra, pulsos diminuídos ou ausentes.

3) Sabemos que os principais sintomas do pé diabético são potencializados no período noturno. Assinale a alternativa que indica um sintoma que **não** acomete esses indivíduos no momento de deitar-se:
   a) Formigamento.
   b) Perda de sensibilidade local.
   c) Câimbras.
   d) Dores.
   e) Queimação nos pés e nas pernas.

4) Em se tratando dos pés diabéticos, existem algumas recomendações preventivas, por meio do autocuidado, para que o próprio paciente faça a verificação diária dos pés. Quais são esses cuidados?

5) Para os pacientes com diabetes, é recomendada a utilização de calçados especiais. Quais são as principais características de um calçado ideal para pessoas com diabetes, de acordo com o selo SBD de calçado adequado?

Questões para reflexão

1) Como vimos neste capítulo, existem diversas alterações que podem ocorrer nos membros inferiores de indivíduos com diabetes. O tratamento a ser aplicado dependerá do quadro de cada paciente, considerando a realidade de cada indivíduo. De modo geral, como devemos elaborar um plano de cuidados com o paciente para que ele seja incentivado e se responsabilize pelo autocuidado?

2] Com base nos estudos deste capítulo, visando auxiliar a compreensão dos pacientes com diabetes sobre a importância dos cuidados com seus pés, elabore um manual de autocuidado para o paciente com diabetes no que diz respeito à limpeza, secagem e hidratação dos pés e ao corte das unhas. Compartilhe sua criação com seus pares.

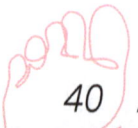

Capítulo 2

Avaliação dos pés da pessoa com diabetes *mellitus*

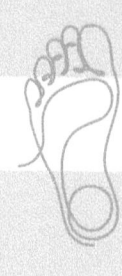

Conteúdos do capítulo

- Riscos do pé diabético e anamnese.
- Avaliação clínica, vascular e neurológica.
- Avaliação de feridas e exames complementares.
- Tratamento das alterações do pé diabético.

Após o estudo deste capítulo, você será capaz de:

1. reconhecer e classificar riscos no pé diabético e fazer a anamnese;
2. fazer o exame físico com base nas avaliações de referência;
3. indicar o tratamento das alterações identificadas na avaliação dos pés da pessoa com diabetes.

2.1 Classificação de risco do pé diabético e anamnese

Como vimos no capítulo anterior, o cuidado com os pés para um paciente com diabetes é muito importante, pois "as complicações do pé diabético são responsáveis por 40% a 70% do total de amputações de membros inferiores na população geral" (Silva et al., 2020, p. 1).

Grande parte das lesões que levam à amputação seriam evitáveis se fossem acompanhadas corretamente por um profissional de saúde. O problema é que muitas pessoas desconhecem os riscos dos pés diabéticos e buscam ajuda profissional somente quando se encontram em situações mais avançadas e problemáticas. Por isso, é importante que os profissionais que acompanham os pacientes acometidos por diabetes *mellitus* (DM) tenham uma visão interdisciplinar e façam a avaliação de forma holística[1].

Assim, o paciente será encaminhado ao profissional competente, que avaliará e classificará os riscos aos quais o paciente está exposto, para, assim, indicar o acompanhamento e o tratamento mais adequados à sua condição, ou seja, classificará o risco do pé diabético (Brasil, 2016c).

A classificação de risco dos pés diabéticos é importante para a aplicação correta do acompanhamento e do tratamento, a fim de evitar complicações. Ela está relacionada aos sinais e sintomas que o indivíduo apresenta e que podem ser facilmente identificados durante o exame físico e a anamnese (Brasil, 2016c), como descrito no Quadro 2.1.

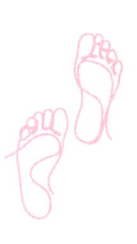

---

[1] O termo *holístico* empregado no texto faz referência à avaliação feita não apenas do pé do diabético, mas, sim, na sua globalidade, ou seja, aborda não apenas o pé, mas também os fatores que envolvem todo o seu contexto.

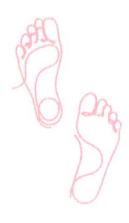

Quadro 2.1
Classificação de risco do pé diabético

Categoria de risco	Situação clínica
Grau 0	Neuropatia ausente
Grau 1	Neuropatia presente com ou sem deformidades (dedos em garra, dedos em martelo, proeminências em antepé, Charcot)
Grau 2	Doença arterial periférica com ou sem neuropatia presente
Grau 3	História de úlcera e/ou amputação

Fonte: Brasil, 2016c, p. 23.

Como descrita no Quadro 2.1, a classificação de risco pode ser definida por meio da anamnese. Por isso, o profissional de saúde deve ficar atento a alguns pontos ressaltados pelo Ministério da Saúde, na publicação *Manual do pé diabético: estratégias para o cuidado da pessoa com doença crônica* (Brasil, 2016c):

> **Tempo de doença e situação do controle glicêmico** – O tempo de doença do DM relaciona-se diretamente com o risco de desenvolvimento de complicações como neuropatia e vasculopatia, assim como a falha em alcançar as metas para o controle glicêmico.
>
> **História de complicações micro e macrovasculares** – Complicações macro (infarto agudo do miocárdio, acidente vascular encefálico e doença arterial periférica) e microvasculares (retinopatia e nefropatia diabética) indicam doença mais avançada e apontam para um maior risco de desenvolvimento de complicações do pé diabético.

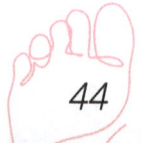

História de úlceras, de amputações ou *by-pass* em membros – Episódios prévios de ulceração, de necessidade de *by-pass* em membros e/ou de amputações indicam igualmente doença mais avançada. A história pregressa positiva para uma dessas condições classifica o pé diabético em grau 3 (alto risco) [...]..

História de tabagismo – O tabagismo, além de importante fator de risco cardiovascular, aumenta também o risco de ulceração e dificulta o processo de cicatrização de feridas (Brasil, 2016c, p. 24, grifo do original)

Como orienta o Ministério da Saúde (Brasil, 2016c), o processo de anamnese deve investigar a intensidade de dor e o desconforto nos membros inferiores para desvendar as causas. Caso o paciente relate sinais e sintomas como queimação, formigamento, picada, que iniciam nos dedos e ascendem para o restante do membro – processo conhecido como *padrão de bota ou luva* –, com maior intensidade ao deitar-se no fim do dia, devemos atentar para o quadro de neuropatia.

Outros sinais e sintomas que indicam o diagnóstico de neuropatia são dormência e perda de sensibilidade (hipoestesia). Já sinais de isquemia por doença vascular periférica são dor do tipo câimbra ou peso ao caminhar, que alivia com o repouso (Brasil, 2016c).

Na Figura 2.1, apontamos a possível relação entre os sinais/sintomas e os possíveis diagnósticos.

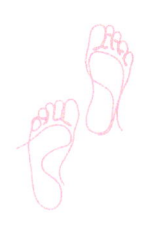

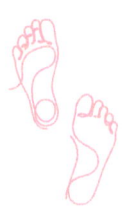

Figura 2.1
Sintomas de polineuropatia

Parestesia	Dor em queimação	Hiperalgesia
Sensação anormal, como dor, formigamento e prurido, percebidos na pele e sem motivo aparente, mas relacionados frequentemente com irritação ou trauma nos nervos sensitivos ou raízes nervosas.	Conhecida como *neuropatia periférica*, normalmente descrita como se o paciente estivesse com uma bota indesejável, com dor, ardência e sensação de queimação nas pernas.	Configura-se em aumento anormal da sensibilidade, quando apenas o toque já pode provocar dor. Nos casos de hiperalgesia muscular, pequenos esforços causam grandes dores.

Alodinia	Anestesia	Cãibra
É decorrente de uma lesão nos terminais dos neurônios que respondem pelos receptores de sensação de pele. Ao toque, o paciente sente um desconforto como se a parte tocada estivesse queimada.	Situação em os pacientes alegam insensibilidade, sendo esse o estágio mais grave da neuropatia sensorial, visto que o paciente não sente dor em feridas e infecções, que podem rapidamente evoluir para úlceras.	Contração muscular involuntária, súbita e dolorosa. Frequente na neuropatia diabética.

Fonte: Elaborado com base em Grupo Santa Casa BH, 2016.

Na anamnese, o profissional de saúde pode fazer uso de uma escala de dor que auxiliará no tratamento farmacológico, quando prescrito pelo médico, e posterior monitoramento do quadro. Na Figura 2.2, apresentamos duas sugestões de escalas: a primeira é conhecida como *escala Wong-Baker de faces de dor* e a segunda, como *escala numérica de dor* (Brasil, 2016c).

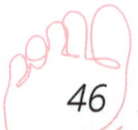

Figura 2.2
Escalas de dor

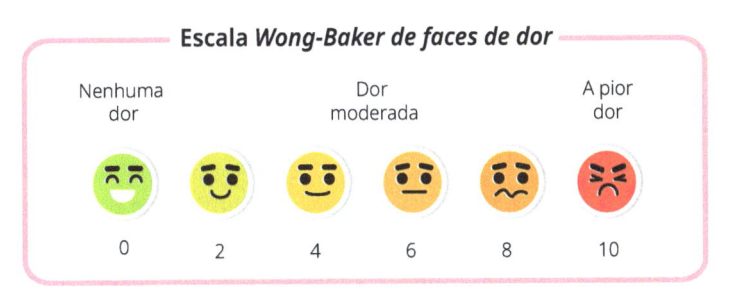

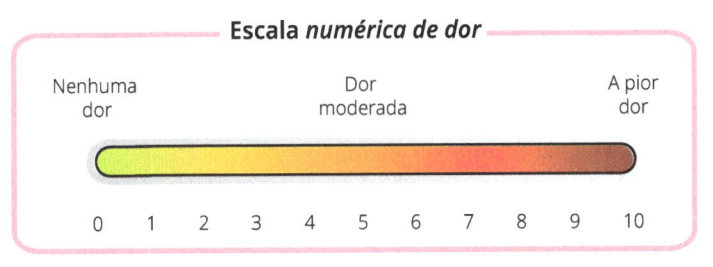

Escala *Wong-Baker* de faces de dor

Nenhuma dor		Dor moderada			A pior dor
0	2	4	6	8	10

Escala *numérica* de dor

Nenhuma dor — Dor moderada — A pior dor

0 1 2 3 4 5 6 7 8 9 10

Fonte: Brasil, 2016c, p. 25.

Além dos pontos supracitados, é importante atentarmos para como o paciente pratica o autocuidado, verificando seu conhecimento sobre o pé diabético, frisando pontos importantes relacionados à higiene e à proteção. Para isso, o profissional deve atentar-se para a acuidade visual do paciente, pois muitos são acometidos de baixa visão, o que dificulta o processo de autoinspeção e relato (Brasil, 2016c).

Feita a anamnese, é hora de fazer os exames clínicos e neurológicos e a avaliação vascular.

2.2
Exame físico: avaliação clínica e neurológica

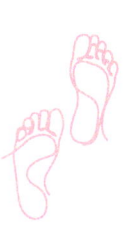

Apesar de a avaliação clínica ser um método de diagnóstico menos oneroso aos serviços de saúde e apresentar altos índices de efetividade, é preciso destacar que o cuidado com os pés diabéticos não deve se restringir apenas aos membros inferiores. É preciso que o profissional de saúde tenha uma visão multidisciplinar e, por meio de avaliação dos pés, verifique se existem elementos precursores de complicações, como falta de informações, não adesão ao tratamento clínico recomendado e dificuldades econômicas. Fazendo a análise multifatorial, o profissional poderá agir de forma preventiva, antecipando os problemas que possam desencadear-se no indivíduo (Duarte et al., 2019).

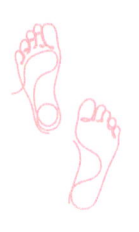

A avaliação clínica "deve ser abrangente, capaz de identificar as diversas alterações que elevam o risco de desenvolvimento de úlceras" (Brasil, 2016c, p. 26). Como orienta o Ministério da Saúde (Brasil, 2016c), é nesse momento que o profissional deve verificar:

- a **anatomia dos pés** (dedo martelo, joanetes, dedo em garra, artropatia de Charcot);
- a **hidratação** dos pés, porque pés ressecados podem ocasionar fissuras e rachaduras;
- **coloração, temperatura** e **distribuição dos pelos** (pés com anormalidade de coloração e temperatura sugerem insuficiência arterial);
- **integridade das unhas e da pele**, mais especificamente em busca de atrofia de pele ou unhas, que sugerem insuficiência arterial;
- **lesões esfoliativas e úmidas** presentes entre os dedos, pois podem ser a porta de entrada de infecções;
- **distrofias ungueais** que sugerem onicomicose, já mencionada em conteúdo anterior;
- **corte das unhas**, que precisa ser reto para evitar encravamento;
- **calosidades**, que são mais comuns em áreas de alta pressão na região plantar, normalmente ocasionadas por calçados inadequados.

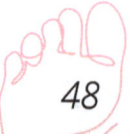

A avaliação neurológica compreende avaliar a sensibilidade, a função motora e os reflexos tendíneos, e tem como "objetivo principal a identificação da perda da sensibilidade protetora dos pés, para classificação de risco e prevenção de complicações" (Brasil, 2016c, p. 28).

O Ministério da Saúde (Brasil, 2016c) sugere que, para detectar possíveis alterações neurológicas, sejam feitos os seguintes testes:

- **Avaliação da sensibilidade tátil com monofilamento de Semmes-Weinsten**: esse teste tem boa relação custo-benefício e é aplicado na planta do pé, em pontos específicos, como ilustrado na Figura 2.3.

Figura 2.3
Pontos de aplicação do monofilamento

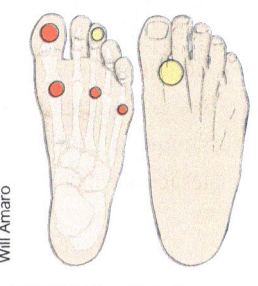

Will Amaro

FONTE: Brasil, 2016c, p. 30.

O profissional de saúde deve seguir os seguintes passos, indicados pelo Ministério da Saúde (Brasil, 2016c, p. 29):

1. Esclarecer o paciente sobre o teste. Solicitar ao paciente que diga "sim" cada vez que perceber o contato com o monofilamento.
2. Aplicar o monofilamento adequado (10 gramas) perpendicular à superfície da pele, sem que a pessoa examinada veja o momento do toque.
3. Pressionar com força suficiente apenas para encurvar o monofilamento, sem que ele deslize sobre a pele.
4. O tempo total entre o toque para encurvar o monofilamento e sua remoção não deve exceder 2 segundos.
5. Perguntar, aleatoriamente, se o paciente sentiu ou não a pressão/toque (SIM ou NÃO) e onde está sendo tocado (Pé Direito ou Esquerdo).
6. Serão pesquisados quatro pontos [...] em ambos os pés [pontos vermelhos na Figura 2.3].

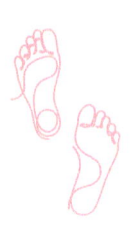

7. Aplicar duas vezes no mesmo local, alternando com pelo menos uma vez simulada (não tocar), contabilizando no mínimo três perguntas por aplicação.
8. A percepção da sensibilidade protetora está presente se duas respostas forem corretas das três aplicações.
9. A percepção da sensibilidade protetora está ausente se duas respostas forem incorretas das três aplicações.

- **Avaliação da sensibilidade vibratória com diapasão de 128 Hz**: O objetivo é avaliar as fibras nervosas grossas. A aplicação do teste ocorre na parte óssea dorsal da falange distal do hálux (dedão). Quando preservadas, ao ser submetido ao teste, o paciente tem a sensação de vibração, tremores ou choques; quando não percebidas, significa que pode haver lesão nervosa.

Figura 2.4
Local para avaliação do teste com diapasão de 128 Hz

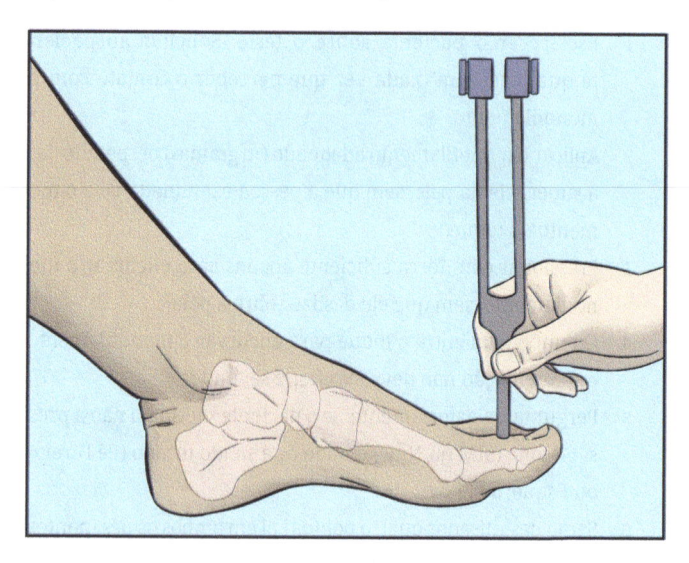

FONTE: Brasil, 2016c, p. 32.

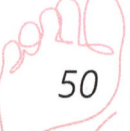

Avaliação do reflexo tendíneo aquileu: Feita por meio da percussão com o martelo de reflexos ou da digitopercussão do tendão de Aquiles, o diagnóstico é detectado quando a flexão plantar reflexa do pé for ausente ou reduzida (Brasil, 2016). Para fazer essa avaliação, pedimos que o paciente sente, mantendo os pés pendentes, ou que se ajoelhe sobre uma cadeira. O pé deve estar relaxado, com discreta dorsoflexão. Em seguida, aplicamos um golpe suave com martelo de reflexos ou com digitopercussão sobre o tendão de Aquiles (Figura 2.5).

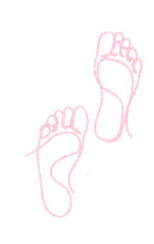

Figura 2.5
Avaliação do reflexo aquileu

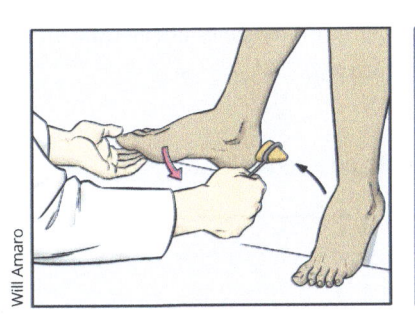

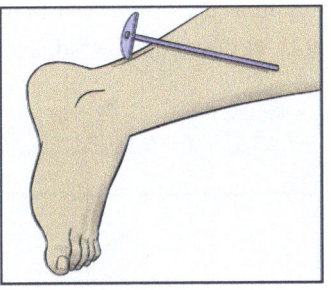

FONTE: Brasil, 2016c, p. 33; Grupo Santa Casa BH, 2016, p. 20.

A resposta esperada é a flexão plantar reflexa do pé. Há alteração no teste caso o reflexo esteja ausente ou se apresente reduzido.

2.3 Exame físico: avaliação vascular

Devemos iniciar a avaliação com uma conversa para descobrir se o paciente é hipertenso, tabagista ou sofre de hipercolesterolemia, fatores que predispõem à arteriosclerose nas artérias dos membros inferiores.

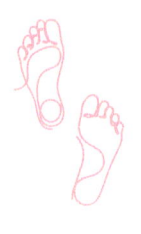

É importante verificarmos, também, se o paciente sofre com claudicação intermitente, caracterizada pela dor que surge no início da marcha e encerra-se no final dela. A claudicação tende a ser mais grave quando o paciente relata que a dor surge em diversas regiões dos pés, mesmo em curtas caminhadas (distâncias); ou dor quando em repouso ou à noite (Grupo de Trabalho Internacional sobre Pé Diabético, 2001; Parisi, 2003).

Após a entrevista com o paciente, é preciso aplicar a técnica da palpação dos pulsos pediosos e tibiais posteriores (fundamental e primordial). No primeiro caso, devemos palpar a parte lateral ao tendão extensor do hálux, no prolongamento dos pulsos tibiais; a palpação das tíbias posteriores ocorre por detrás do maléolo medial (Martins et al., 2010), como ilustrado na Figura 2.6.

Figura 2.6
Técnica palpatória para identificação de artérias

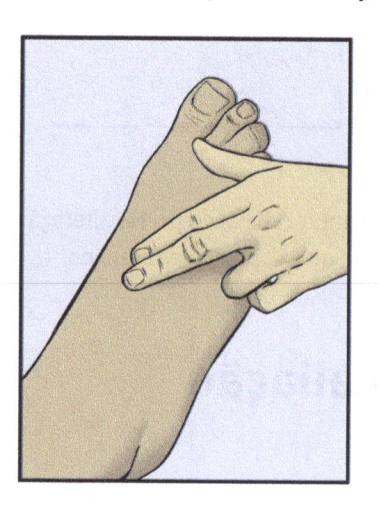

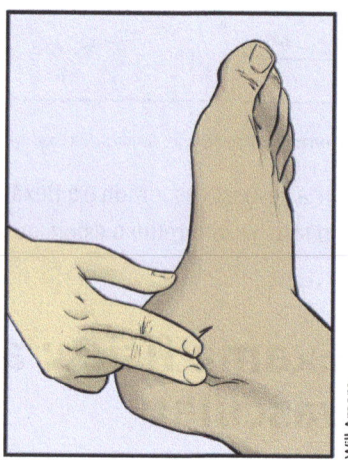

Fonte: Brasil, 2016c, p. 34.

Durante o exame de palpação, devemos atentar para "frequência, ritmo, velocidade, simetria, tensão e característica de ondas (amplitude e forma)" (Martins et al., 2010, p. 145). Esses pontos são importantes porque correspondem a diferentes diagnósticos, como a frequência e o ritmo, que remetem à atividade elétrica do coração, e a amplitude e a regularidade, que se referem à função do ventrículo esquerdo (Negreiros; Costa, 2018; Martins et al., 2010).

Durante o exame, se for detectada uma redução dos pulsos ou não consigamos palpá-los, devemos fazer uma avaliação vascular mais aprofundada. Nessa situação, Ferreira (2020a, p. 391) indica que "a ausência de pulsos palpáveis no pé possui sensitividade de ~70% no diagnóstico da doença vascular periférica e, quando isto for constatado, é recomendável solicitar avaliação especializada de um cirurgião vascular".

O foco da avaliação vascular deve ser a observação para prevenção de risco de isquemia, visto que essa é uma condição de urgência médica. Esse quadro, quando classificado como agudo, é caracterizado por sinais de dor, paralisia, parestesia, ausência de pulso, paralisia por frio e palidez. O quadro crítico (isquemia crítica de membro) caracteriza-se por "dor na perna em repouso; gangrena; feridas/úlceras que não cicatrizam no pé; atrofia muscular; rubor dependente; palidez quando a perna é elevada; perda de pelos sobre o dorso do pé; unhas do hálux espessadas; pele brilhante/descamativa" (Brasil, 2016c, p. 34).

Se constatarmos o risco de isquemia vascular, é preciso direcionar o paciente, com urgência, para um médico endovascular, a fim de avaliar a necessidade de procedimentos para desobstrução de artéria. Ressaltamos, neste ponto, a importância de o profissional ter visão holística para fazer a correlação dos sinais e dos sintomas achados em todas as etapas do exame físico, pois assim podemos atuar com a prevenção ou a minimização de riscos (Negreiros; Costa, 2018).

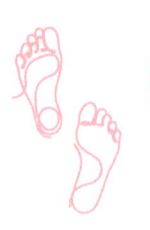

2.4 Exame físico: avaliação de feridas e exames complementares

Assim como as anteriores, a avaliação de feridas também exige uma conversa inicial com o paciente para sabermos há quanto tempo o pé está lesionado e qual a progressão da lesão em relação a seu tamanho. Como já ressaltamos, existe o risco significativo de infecção quando uma lesão existe há 30 dias ou mais. Além disso, se o tamanho da lesão for maior do que dois centímetros, sugestiona para a propensão de osteomielite (Ferreira, 2020a).

De acordo com o Ministério da Saúde (Brasil, 2016c, p. 35, grifo nosso), as feridas do pé diabético podem ter sua etiologia classificada como: "**agudas** (secundárias à abrasão dérmica) ou **crônicas** (consequência do aumento da pressão sobre pontos específicos), **arteriais** (resultante de um quadro de insuficiência arterial periférica) ou **venosas** (causadas por insuficiência venosa periférica)".

> **Importante!**
>
> Alguns pontos devem ser considerados no momento do exame físico independentemente do tipo de ferida encontrada, como o local anatômico onde ela está; o tamanho, considerando o diâmetro e a profundidade; a presença de odor; o tipo de ferida e a quantidade de tecidos afetados (granulação, epitelização, desvitalizado ou inviável: esfacelo e necrose); a situação das bordas da ferida (aderida, perfundida, macerada, descolada, fibrótica, hiperqueratótica); a pele perilesional (edema,

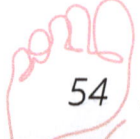

coloração, temperatura, endurecimento, flutuação, crepitação, descamação); se há exsudato[2] (Brasil, 2016c).

Os achados no exame físico permitem que o profissional classifique a ferida de acordo com a sua gravidade para, assim, decidir sobre o tratamento a ser adotado, fornecer uma base de comparação da evolução e, por fim, definir o risco de complicações, em especial, o da amputação de membro.

No Quadro 2.2, reproduzimos a classificação para feridas no pé, elaborada pela Universidade do Texas, eleita como o sistema de classificação padrão recomendado pelos especialistas. De acordo com Ferreira (2020a, p. 391), ela é "altamente eficiente como fator preditivo da cicatrização das úlceras [...] e foca na avaliação da profundidade da úlcera, na presença ou não de abscesso, osteomielite, pioartrite e gangrena, além de documentar a presença de isquemia na extremidade".

Quadro 2.2
Classificação da Universidade do Texas para feridas no pé

	Grau 0	Grau 1	Grau 2	Grau 3
Estágio A	Pele epitelizada (pré ou pós-úlcera)	Ferida superficial sem envolvimento de tendão, cápsula articular, ou osso	Ferida profunda atinge plano do tendão ou cápsula articular	Ferida profunda atinge plano da articulação ou do osso
Estágio B	Com infecção	Com infecção	Com infecção	Com infecção
Estágio C	Com isquemia	Com isquemia	Com isquemia	Com isquemia
Estágio D	Infecção e isquemia	Infecção e isquemia	Infecção e isquemia	Infecção e isquemia

Fonte: Ferreira, 2020a, p. 391.

---

2   Exsudato: líquido com alto teor de proteínas séricas e leucócitos produzido como reação a danos nos tecidos e vasos sanguíneos, ou seja, secreção que demonstra a presença de infecção.

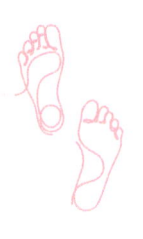

Ressaltamos que 50% das feridas nos pés sofrem infecções secundárias, afetando, de forma expressiva, a qualidade de vida do paciente. Diante disso, no momento do exame físico, é preciso avaliar o histórico do paciente para verificarmos se há recorrentes casos de ulcerações, se a lesão é profunda, qual o tempo que a lesão está presente, se as lesões são de etiologia traumática e a presença concomitante de doença arterial periférica. Devemos atentar para o relato de náuseas, mal-estar, torpor, febre e/ou anorexia que denotem um quadro de infecção grave (Ferreira, 2020a; Duarte, 2019).

Outro sinal bem característico de infecção grave em pacientes com diabetes é o fato de a glicemia não reduzir nem mesmo sob prescrição aumentada de insulina (Ferreira, 2020a; Silva et al., 2020).

Ferreira (2020a, p. 392-393) orienta que alguns exames laboratoriais podem auxiliar na identificação de um quadro infeccioso ativo, tais como:

1. "presença de aumento na velocidade de hemossedimentação (VHS);
2. hiperglicemia; e
3. leucocitose".

Entre os exames radiológicos, a sugestão é para a radiografia simples, com incidências convencionais para o pé e o tornozelo, pois ela possibilita verificar sinais de ruptura na cortical do osso subjacente à região correspondente da ulceração nos pés, resultado que pode sugerir osteomielite. Entretanto, a detecção dessa forma só é possível quando o quadro está avançado, com 10 ou 20 dias do início da infecção óssea (Ferreira, 2020a).

Quando a infecção óssea for identificada, é preciso que o paciente seja encaminhado para tratamento imediato e o profissional médico requisite exames complementares, como "1) hemograma completo; 2) VHS; 3) proteína C-reativa; 4) dosagem de albumina; 5) dosagem glicêmica; 6) provas de função renal e hepática" (Ferreira, 2020a, p. 393).

A radiografia simples auxiliará no monitoramento da gravidade e da evolução do caso. Nesse exame, o profissional buscará informações sobre "1) erosão do osso cortical; 2) reação periosteal; 3) imagens sugestivas da presença de gás nos tecidos moles [...]; 4) imagens radiopacas sugestivas da presença de possíveis corpos estranhos provenientes de ferimento prévio não reconhecido pelo próprio paciente" (Ferreira, 2020a, p. 393). Em alguns casos, há a indicação de cintilografia óssea, para avaliar a atividade celular, e de ressonância magnética, para auxiliar na avaliação morfológica (Ferreira, 2020a).

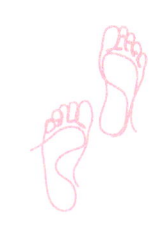

2.5 Tratamento das alterações identificadas na avaliação dos pés diabéticos

Nas seções anteriores, abordamos algumas formas de prevenir agravamento e riscos aos pés diabéticos. Nesta seção, apresentaremos os principais tratamentos aplicados a esses pacientes.

O tratamento mais adequado é aquele que se apresenta de forma integral, trabalhando a parte educacional, para que o paciente tenha ciência de sua condição e passe a responsabilizar-se pelo seu cuidado. No entanto, é preciso destacar a eficiência e a necessidade da aplicação de tratamento farmacológico em determinadas situações, bem como, se necessário, o processo cirúrgico, para reestruturar a parte afetada e reestabelecer a saúde (Brasil, 2015).

O tratamento aplicado à pessoa com diabetes dependerá de cada caso, podendo, ou não, ser medicamentoso, mas, independentemente do tipo de tratamento aplicado, o controle da glicemia é imprescindível.

O tratamento não medicamentoso envolve mudanças no estilo de vida e restrições alimentares. Assim, o indivíduo que se submete a um tratamento para controle glicêmico sem o uso de fármacos terá de adotar um estilo de vida mais saudável, sem consumo de álcool e de tabaco, além de praticar atividades físicas rotineiramente (Brasil, 2013).

O tratamento farmacológico inicia-se com hipoglicemiantes orais oriundos da classe biguanidas, como cloridrato de metformina 500 mg ou 850 mg, com dose mínima de 500 mg e dose máxima de 2.550 mg.

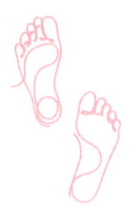

Os medicamentos derivados da ureia, sulfonamidas, dispostos na Relação Nacional de Medicamentos Essenciais (Rename) de 2012, são glibenclamida 5 mg e gliclazida 30 mg, 60 mg ou 80 mg (Brasil, 2013).

O tratamento farmacológico para pacientes com DM tipo 2 (DM2), com as medicações disponibilizadas pelo Ministério da Saúde, é apresentado no fluxograma da Figura 2.7.

Figura 2.7
Fluxograma de tratamento

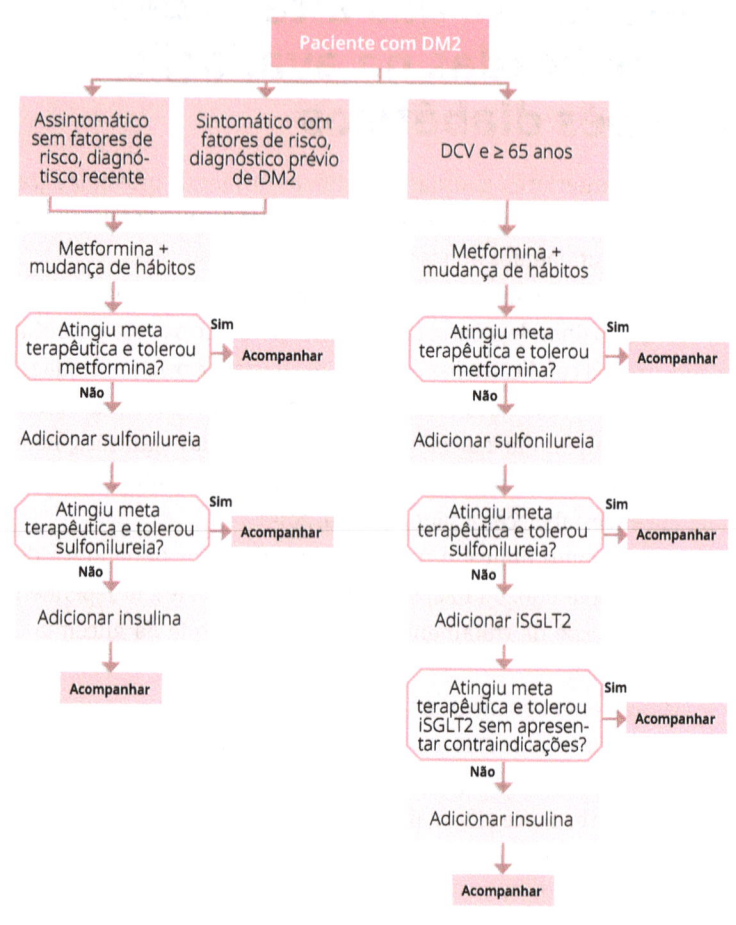

```
                        Paciente com DM2
      ┌──────────────────────┼──────────────────────┐
Assintomático      Sintomático com         DCV e ≥ 65 anos
sem fatores de     fatores de risco,
risco, diagnós-    diagnóstico prévio
tico recente       de DM2
      └──────────┬───────────┘                │
                 ▼                            ▼
         Metformina +                 Metformina +
         mudança de hábitos           mudança de hábitos
                 │                            │
         Atingiu meta        Sim      Atingiu meta        Sim
         terapêutica e tolerou ──► Acompanhar   terapêutica e tolerou ──► Acompanhar
         metformina?                  metformina?
                 │ Não                        │ Não
                 ▼                            ▼
         Adicionar sulfonilureia      Adicionar sulfonilureia
                 │                            │
         Atingiu meta        Sim      Atingiu meta        Sim
         terapêutica e tolerou ──► Acompanhar   terapêutica e tolerou ──► Acompanhar
         sulfonilureia?               sulfonilureia?
                 │ Não                        │ Não
                 ▼                            ▼
         Adicionar insulina           Adicionar iSGLT2
                 │                            │
                 ▼                    Atingiu meta        Sim
         Acompanhar                   terapêutica e tolerou ──► Acompanhar
                                      iSGLT2 sem apresen-
                                      tar contraindicações?
                                              │ Não
                                              ▼
                                      Adicionar insulina
                                              │
                                              ▼
                                      Acompanhar
```

Fonte: Brasil, 2020.

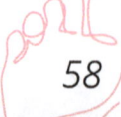

Para saber mais

Para aprofundar os estudos sobre a avaliação dos pés de pessoas com diabetes como importante forma de prevenir ulcerações e infecções, indicamos a leitura do *Manual do pé diabético: estratégias para o cuidado da pessoa com doença crônica*, publicado pelo Ministério da Saúde.

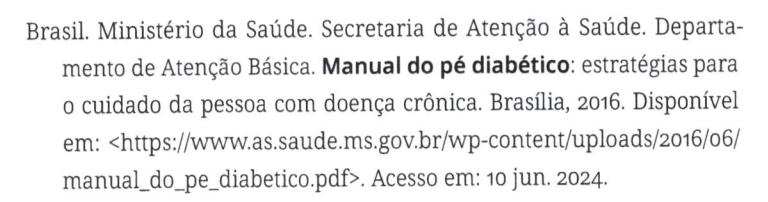

Brasil. Ministério da Saúde. Secretaria de Atenção à Saúde. Departamento de Atenção Básica. **Manual do pé diabético**: estratégias para o cuidado da pessoa com doença crônica. Brasília, 2016. Disponível em: <https://www.as.saude.ms.gov.br/wp-content/uploads/2016/06/manual_do_pe_diabetico.pdf>. Acesso em: 10 jun. 2024.

Síntese

Neste capítulo, apresentamos a classificação de risco dos pés diabéticos e sua importância para o correto tratamento, a fim de evitar complicações.

Vimos que a classificação de riscos pode ser definida por meio da anamnese, razão por que o profissional de saúde deve ficar atento aos seguintes pontos: tempo da doença e controle glicêmico; histórico de complicações micro e macrovasculares; histórico de úlceras, de amputações ou *by-pass* em membros; e histórico de tabagismo. O processo de anamnese deve ainda investigar a intensidade da dor e do desconforto nos membros inferiores, a fim de desvendar as causas.

Assim, o profissional de saúde pode fazer uso de uma escala de dor que auxiliará no tratamento farmacológico, sempre seguindo a prescrição médica e posterior monitoramento do quadro. Após a anamnese, é hora de fazer os exames clínicos, neurológicos e a avaliação vascular.

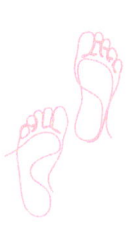

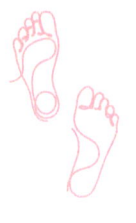

QUESTÕES PARA REVISÃO

1) A classificação de risco dos pés diabéticos pode iniciar em grau zero e chegar até o grau 3. Com base nos estudos do capítulo, analise as afirmações a seguir sobre essa classificação e julgue-as verdadeiras (V) ou falsas (F).

[ ] A situação clínica de história de úlcera e/ou amputação indica grau 3.
[ ] A situação clínica neuropática presente, com ou sem deformidade, indica grau 1 na classificação de risco.
[ ] A situação clínica de doença arterial periférica, com ou sem neuropatia presente, indica grau 2 na classificação de risco.
[ ] A situação clínica de neuropatia ausente indica grau 0 na classificação de risco.

Agora, assinale a alternativa que indica a sequência correta:

a) V, V, V, F.
b) F, V, F, F.
c) F, V, V, F.
d) V, V, V, V.
e) V, F, V, V.

2) A avaliação neurológica compreende avaliar a sensibilidade, a função motora e os reflexos tendíneos, com o propósito de reconhecer a perda da sensibilidade protetora dos pés, para classificação de risco e prevenção de complicações. Assinale a alternativa que indica corretamente o teste para avaliar a sensibilidade superficial:

a) Avaliação da sensibilidade tátil com monofilamento de Semmes-Weinsten.
b) Avaliação da sensibilidade vibratória com diapasão de 128 Hz.
c) Avaliação da sensibilidade vibratória com diapasão de 120 Hz.

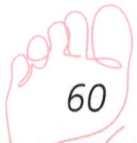

- d) Avaliação do reflexo tendíneo aquileu.
- e) Avaliação de condicionamento físico.

3) Assinale a alternativa correta sobre os aspectos que devem ser avaliados no exame de palpação:

- a) Frequência, ritmo, velocidade, assimetria, tensão e característica de ondas (amplitude e forma).
- b) Frequência, ritmo, velocidade, simetria, tensão e característica de marcas (amplitude e forma).
- c) Frequência, ritmo, velocidade, simetria, tensão e característica de ondas (amplitude e forma).
- d) Intensidade, ritmo, velocidade, simetria, tensão e característica de ondas (amplitude e forma).
- e) Frequência, simetria, velocidade, simetria, tensão e característica de ondas (amplitude e forma).

4) De acordo com o Ministério da Saúde, as feridas do pé diabético podem ter sua etiologia classificada como *agudas*, *crônicas*, *arteriais* e *venosas*. Especifique cada uma delas.

5) Cerca de 50% das feridas nos pés sofrem infecções secundárias, afetando de forma expressiva a qualidade de vida do paciente. Nesse contexto, no momento do exame físico, o que é essencial avaliar?

Questões para reflexão

1) Avaliar corretamente, por meio do exame físico, os pés dos pacientes com diabetes pode evitar complicações futuras. Essa avaliação pode ser feita com a utilização de uma escala e com a coleta de dados adicionais. Com base nos conteúdos estudados até este capítulo, quais dados adicionais podem ser coletados durante o exame físico?

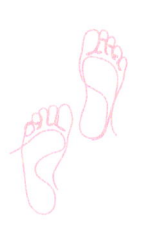

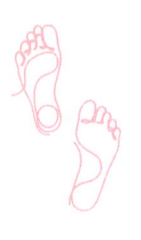

2] Embora a avaliação clínica seja um método de diagnóstico bastante efetivo, o cuidado com os pés diabéticos não deve se restringir aos membros inferiores. O profissional de saúde deve se basear em uma visão multidisciplinar para identificar se há elementos precursores de complicações. A análise multifatorial permite que o profissional aja de forma preventiva. Como essa avaliação clínica deve ser feita?

3] Além do controle da glicemia, há outras formas de evitar agravamento e riscos aos pés diabéticos. O tratamento mais adequado abrange a educação do paciente para que ele tenha consciência de sua condição e responsabilize-se pelo seu cuidado. Como é possível modificar a realidade de um paciente que não adere às ações de autocuidado? Elabore um texto escrito com sua reflexão e compartilhe com seu grupo de estudo.

Capítulo 3

Úlceras plantares e pé de Charcot

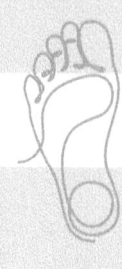

Conteúdos do capítulo

- Causas das úlceras plantares.
- Causas da patologia do pé de Charcot.
- Formas de prevenção de ulcerações.

Após o estudo deste capítulo, você será capaz de:

1. identificar as úlceras plantares e seus fatores desencadeantes;
2. orientar sobre as formas de prevenção de úlceras em pés diabéticos;
3. identificar a patologia do pé de Charcot.

3.1 Úlceras plantares

Como já afirmamos, o diabetes *mellitus* (DM) é um problema mundial de saúde pública e, entre as principais complicações dessa doença, está o pé diabético.

Nos Estados Unidos, por exemplo, entre 20% a 40% dos recursos totais disponíveis para tratamento da DM são destinados para o cuidado dos pés dos pacientes com a doença.

Corroborando com essa afirmação, Ferreira (2020a, p. 390) afirma que a estimativa de custo envolvido no tratamento da úlcera plantar no pé (UPP), "complicada com infecção […] [abrange] gastos que variam de U$ 3.000 (Tanzânia) até U$ 188.000 (Estados Unidos)".

Segundo o International Diabetes Federation (IDF, 2015), há cerca de 415 milhões de pessoas com diabetes no mundo e estima-se que, em 2040, serão 642 milhões de pessoas. Dos gastos globais com saúde, 12 % estão relacionados ao diabetes, o que representa U$ 673 bilhões (IDF, 2015).

Considerando, ainda, os valores destinados ao tratamento dos pés diabéticos, a prevenção é sempre a melhor opção, não apenas pelos custos, mas também pelos riscos para o paciente, já que a "infecção no pé é a causa mais comum de hospitalização do paciente diabético, dentre todas as complicações da doença" (Rossi; Rossi; Fonseca Filho, 2005, p. 90).

Apesar de a prevenção ser a melhor opção, estudos apontam que muitos pacientes com DM desconhecem os riscos da doença e as suas principais formas de tratamento. Sendo assim, não fazem o seu devido acompanhamento terapêutico por meio de ações como exame de hemoglobina glicada, uma das principais formas de controle glicêmico.

As informações sobre os riscos dos pés diabéticos também ficam aquém do esperado, pois, conforme destacam Lucoveis et al. (2018), muitos pacientes com diabetes nunca receberam informações sobre os cuidados que devem ter com os pés. Isso não denota que a equipe profissional não o tenha feito, mas sim que a educação em saúde deve ser mais bem trabalhada e acentuada entre essa população.

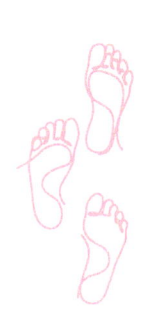

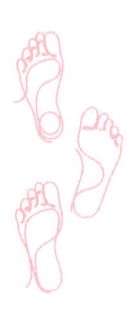

Com base nos dados epidemiológicos apresentados, sabemos que as úlceras e as infecções são comuns em pessoas acometidas pelo DM em situação avançada. No entanto, embora sejam uma complicação relativamente esperada, isso não ameniza a gravidade da situação, pois, se essas complicações não forem bem assistidas, poderão ocasionar a amputação do membro atingido.

Essa situação, infelizmente, é mais comum do que deveria ser. No Brasil, no período de 2012 a maio de 2023, foram feitas mais de 282 mil cirurgias de amputação de membros inferiores cuja principal causa é o diabetes (SBACV, 2023).

Duarte e Gonçalves (2011, p. 65) apontam outro índice que revela a gravidade desse quadro: "em cada 30 segundos, ocorre uma amputação de membro inferior" de pessoa com diabetes.

Apesar de os índices de amputação serem altos e da preocupação com as úlceras e feridas em pés diabéticos ser justificável, devemos destacar que, quando há um acompanhamento médico, existe a possibilidade de reversão de quadro, como ilustrado na Figura 3.1.

Figura 3.1
Evolução do tratamento de um pé diabético com ulcerações

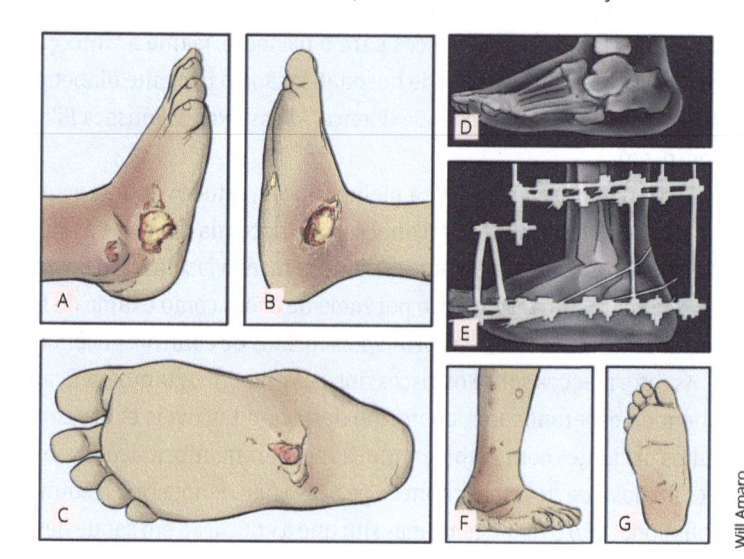

Fonte: Ferreira, 2020a, p. 393.

Na Figura 3.1, as imagens A, B e C ilustram, respectivamente, **lateral**, **medial** e **plantar** do pé direito. Podemos perceber que as feridas, nessas imagens, estão com múltiplas úlceras infectadas com necrose tecidual associada. A imagem D ilustra uma radiografia lateral, na qual podemos visualizar uma luxação talonavicular e uma saliência plantar do osso cuboide, no mediopé.

De acordo com Ferreira (2020a, p. 393), "após o debridamento cirúrgico e remoção do osso cuboide luxado, a imagem radiográfica na incidência lateral do pé mostra a estabilização da extremidade com o fixador externo circular (E)". As últimas imagens (F e G) mostram como ficou o pé após o tratamento, em que, além de não ter sido preciso amputá-lo, ele se encontra, ainda, alinhado e livre de infecções e ulcerações (Ferreira, 2020a).

Na Figura 3.2, apresentamos outros exemplos de feridas e úlceras em estado avançado que, apesar de necessitar de acompanhamento multiprofissional, assim como no caso anterior, são passíveis de recuperação.

Figura 3.2
Úlceras e feridas em estado avançado, passíveis de tratamento

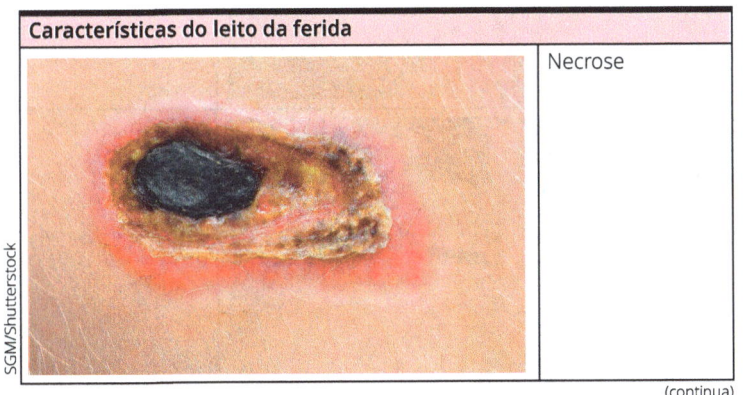

Características do leito da ferida	
	Necrose

(continua)

(Figura 3.2 – conclusão)

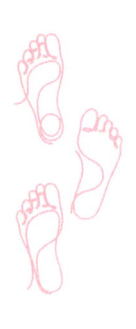

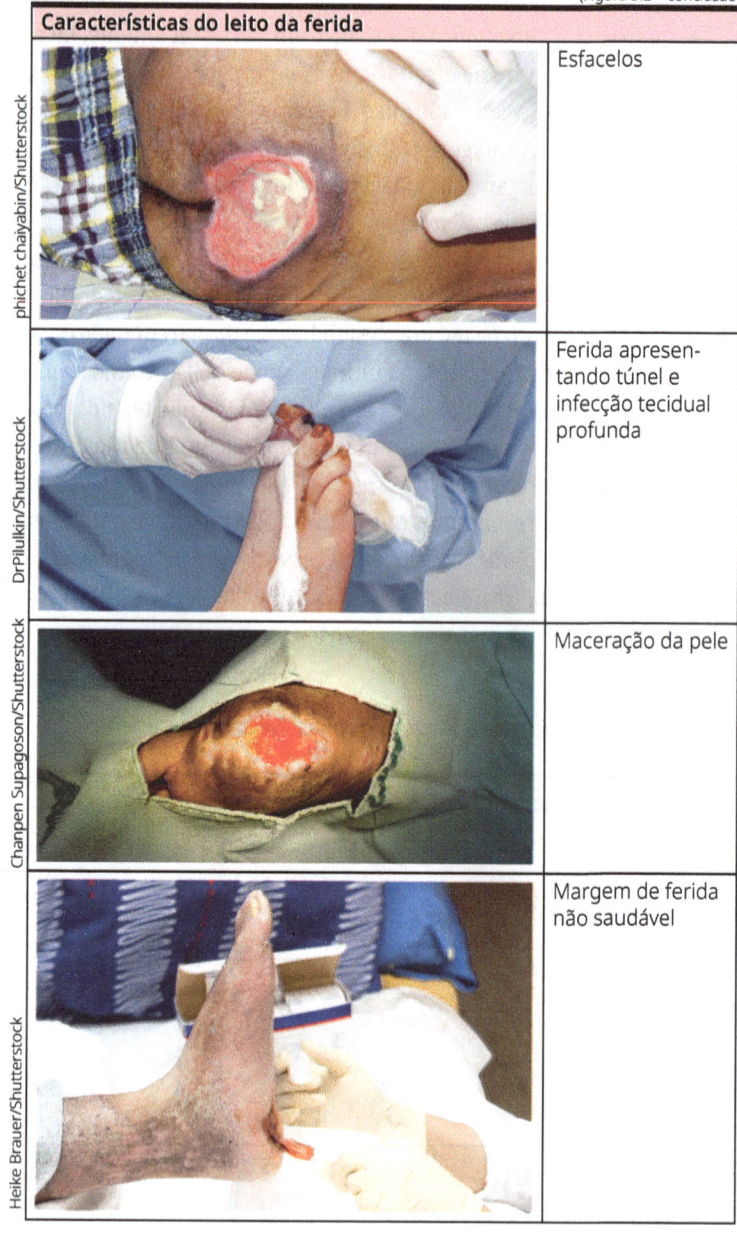

Características do leito da ferida	
phichet chaiyabin/Shutterstock	Esfacelos
DrPiIuIkin/Shutterstock	Ferida apresentando túnel e infecção tecidual profunda
Chanpen Supagoson/Shutterstock	Maceração da pele
Heike Brauer/Shutterstock	Margem de ferida não saudável

Fonte: Münter et al., 2013, p. 24.

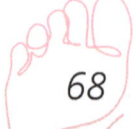

Sabemos que as feridas não surgem já em um quadro avançado, como as que apresentamos na Figura 3.2, entretanto o maior risco está na rapidez com que o quadro inicial avança. A agilidade no tratamento é, portanto, a grande aliada para reverter o caso, daí a importância da prevenção, como já ressaltamos.

Sendo assim, os profissionais de saúde, de todas as áreas envolvidas no cuidado da pessoa com diabetes, principalmente da podologia, têm a responsabilidade de trabalhar com a educação em saúde e alertar os pacientes para os riscos do pé diabético.

3.2 Fatores desencadeantes das úlceras plantares

As feridas e ulcerações nos pés diabéticos precisam de condições propícias para ocorrer, normalmente associadas a situações crônicas. Os principais fatores desencadeantes de úlceras plantares estão relacionados a "calos e calosidades, os quais são considerados lesões pré-ulcerativas, portanto, preditivos de ulcerações" (Lucoveis et al., 2018, p. 3222).

Os calos e as calosidades e, consequentemente, as feridas e úlceras plantares são desencadeados pelos fatores descritos na Figura 3.3.

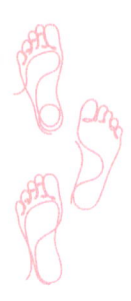

Figura 3.3
Fatores desencadeantes dos calos e calosidades

Neuropatia periférica (NP)	Comorbidade que provoca a perda da sensibilidade, ou seja, o paciente não sente dor e não percebe a ferida se instaurando.
Doença arterial periférica (DAP)	Ocasiona isquemia, devido a uma oclusão macrovascular que resulta em alta pressão plantar, deformidades, mobilidade articular diminuída e pele seca
Alterações biomecânicas	Causadas pela destruição osteoarticular e por deformidades decorrentes da neuroartropatia de Charcot (NAC), responsáveis por alterar as pressões de apoio, na planta do pé

FONTE: Elaborado com base em Ferreira, 2020a; Luccia, 2003.

Destacamos que a insensibilidade decorrente da neuropatia ou da isquemia consiste em fator desencadeante de situações que podem provocar alterações biomecânicas, calos, calosidades e feridas que poderão, ou não, tornar-se úlceras, ou seja, fazem parte de um processo evolutivo.

É preciso que surja um fator para que se instaure uma ferida, que pode ser decorrente de um novo par de sapatos demasiado apertado, de fatores térmicos ou químicos (como uso de produtos inapropriados para calos), ou, ainda, de causas mecânicas, como corte de unha incorreto. Nenhuma ferida ou úlcera inicia-se com processo de necrose – antes dessa etapa, existem outros fatores que subsidiarão a gravidade do quadro, sendo a insensibilidade um desses fatores (Duarte; Gonçalves, 2011).

Na Figura 3.4, apresentamos, de forma didática, como se dá a relação dos três fatores desencadeantes citados anteriormente com o aparecimento de úlceras.

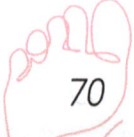

Figura 3.4
Vias clínicas que desencadeiam as ulcerações nos pés

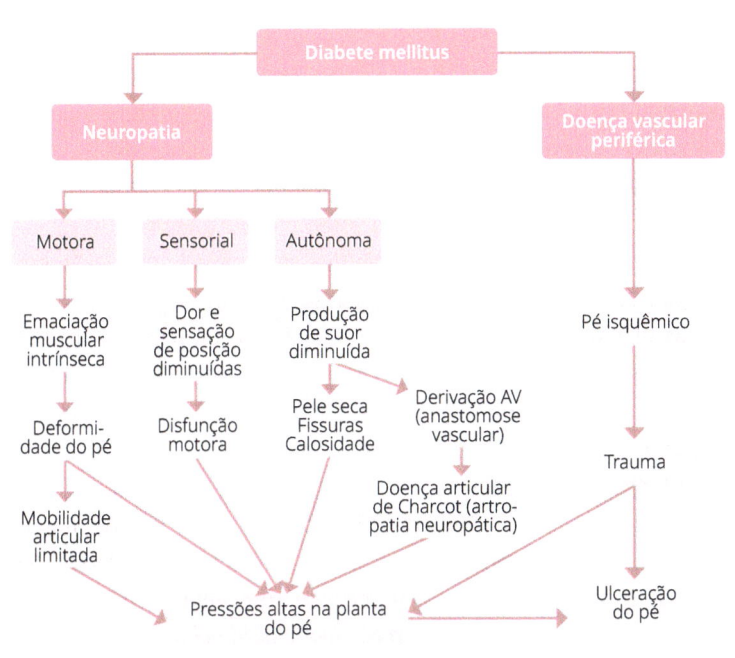

```
                        Diabete mellitus
                    ┌──────────┴──────────┐
              Neuropatia           Doença vascular
                                     periférica
        ┌────────┼────────┐
     Motora  Sensorial  Autônoma
```

- Motora → Emaciação muscular intrínseca → Deformidade do pé → Mobilidade articular limitada
- Sensorial → Dor e sensação de posição diminuídas → Disfunção motora
- Autônoma → Produção de suor diminuída → Pele seca, Fissuras, Calosidade → Derivação AV (anastomose vascular) → Doença articular de Charcot (artropatia neuropática)
- Doença vascular periférica → Pé isquêmico → Trauma → Ulceração do pé
- Pressões altas na planta do pé

FONTE: Giurini, 2009, p. 1127.

A condição socioeconômica dos indivíduos com DM é outro aspecto que merece atenção, uma vez que pessoas com menor grau de escolaridade e menor renda tendem a ser mais acometidas por quadros graves de infecções e úlceras. Esse fator fundamenta ainda mais a importância de oferecermos educação em saúde a essas pessoas, que, por vezes, não praticam o autocuidado por desconhecimento dos riscos. Além disso, a falta de assistência médica potencializa ainda mais esse risco.

Como afirmam Boell, Ribeiro e Silva (2014, p. 387), a "avaliação dos pés das pessoas com DM de forma minuciosa e com frequência regular, pelos profissionais da saúde, ainda não parece ser uma realidade na atenção básica do nosso país".

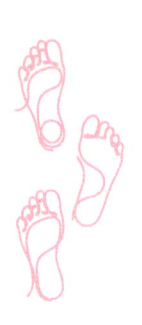

3.3 Terapêutica para tratamento

Como sabemos, pés diabéticos são caracterizados por lesões que ocorrem nos pés dos portadores de DM, cujo fator desencadeante, muitas vezes, é a combinação de neuropatia sensitivo-motora e autonômica periférica crônica, doença vascular periférica e alterações biomecânicas que levam a uma pressão plantar anormal.

Como já ressaltamos, a terapêutica começa pela educação em saúde e pelo conhecimento do paciente sobre sua situação, pois responsabilizá-lo pelo seu autocuidado é primordial para prevenir o agravamento das lesões. É preciso, também, instruí-lo a buscar ajuda profissional ao menor sinal de lesão nos pés. Assim, mesmo que o paciente apresente uma lesão, ela será facilmente tratada, sem riscos de complicações (Silva et al., 2014).

Quando há uma lesão, o tratamento deve iniciar-se com a avaliação do caso e, havendo feridas graves, com sinais de infecção ou necrose, como as ulcerativas, é importante submeter o paciente a uma equipe multiprofissional que conte com endocrinologista, ortopedista, podólogo, enfermeiro e, dependendo da situação, um cirurgião poderá ser convocado também (Silva et al., 2014).

FIQUE ATENTO!

Destacamos que, para o tratamento correto de situações mais graves, é preciso ainda fazer a avaliação vascular. Quando o paciente apresentar sinais de obstrução vascular, então, outros profissionais deverão ser convocados para compor a equipe de acompanhamento do paciente, como cirurgião vascular, fisiatra e técnico de órteses (Silva et al., 2014).

Conforme mencionamos na seção anterior, as úlceras não surgem sem dar sinais, por isso o seu melhor tratamento é a prevenção. Quanto mais cedo iniciar o cuidado, melhores serão os resultados.

As etapas de tratamento dos pés diabéticos dividem-se em dois momentos, como descrito na Figura 3.5.

Figura 3.5
Momentos do tratamento dos pés diabéticos

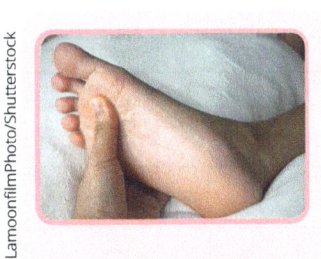

Patologia não ulcerada
Nesses casos, o mais indicado é investir no tratamento dos fatores desencadeantes, como calosidades e problemas das unhas e da pele, recorrendo a profissionais qualificados.
Se o paciente apresentar deformações ósseas, deve-se buscar a sua correção sem que haja necessidade de processo cirúrgico.

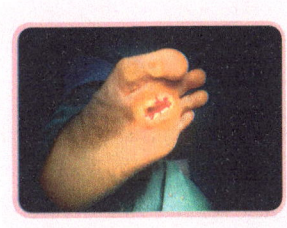

Lesões ulceradas
Identificamos o fator desencadeante, o tipo e as características da lesão, como localização, profundidade e os vários sinais de infecção eventualmente presentes.

No tratamento das lesões ulceradas, pode ser necessário aliviar a pressão plantar, o que corresponde a imobilizar o membro e controlar a infecção nas lesões, podendo ser necessário ou não o uso de desbridamento cirúrgico.

A esse respeito, Silva et al. (2014, p. 160) afirmam que pode ser "difícil determinar a profundidade da lesão devido às calosidades e necrose. Deste modo, as lesões neuropáticas devem ser desbridadas o mais cedo possível, enquanto nas lesões isquêmicas, a prioridade vai para o restabelecimento da circulação sanguínea".

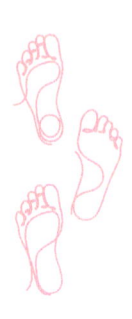

Assim, para sabermos por qual caminho seguir, é preciso determinar o tipo de úlcera. No Quadro 3.1, listamos as principais características dessas úlceras.

Quadro 3.1
Diagnóstico diferencial

Úlcera neuropática	Úlcera isquêmica	Pé infectado
Margem perfurada	Palidez	Eritema
Quente	Cianose	Dor
Pele seca	Frio	Hipersensibilidade
Veias dilatadas	Perda de pelo	Exsudato purulento
Sensibilidade à dor reduzida	Atrofia das unhas	
Sensibilidade vibratória reduzida	Pulsos fracos/ausentes	
Ausência de reflexos aquilianos (não específico)	Sintomas de claudicação	
Sintomas neuropáticos positivos		

Fonte: Duarte; Gonçalves, 2011, p. 71.

Devemos lembrar que exames complementares também auxiliam no diagnóstico e na indicação correta do tratamento. Assim, é preciso, por meio do médico, indicar para o paciente os exames laboratoriais necessários (hemogramas, perfil metabólico, estudos vasculares etc.) e de imaginologia (radiografia de pé, ecodoppler, cintilografia e outros) (Duarte; Gonçalves, 2011).

De forma geral, as lesões são tratadas com desbridamento, que pode ser feito ou por meio de processo cirúrgico ou pela utilização de hidrogéis, alginatos, enzimas; nas lesões com exsudato, o tratamento pode ser feito com alginatos. No caso das infecções, podem ser utilizados antimicrobianos tópicos e antibioticoterapia sistêmica. Para cada caso, o profissional de saúde deverá fazer uma avaliação do quadro para determinar o melhor tratamento (Münter et al., 2013).

3.4 Prevenção de úlceras em pés diabéticos

A prevenção é a primeira barreira para quadros graves de úlceras. Como defendem Cubas et al. (2013, p. 649), ela é "a primeira linha de defesa contra as úlceras diabéticas. Estudos têm demonstrado que programas educacionais abrangentes, que incluem exame regular dos pés, classificação de risco e educação terapêutica, podem reduzir a ocorrência de lesões nos pés em até 50%".

Ações educativas têm como objetivo colocar o paciente como responsável pelo seu próprio cuidado, como já afirmamos. A prevenção inicia-se com o próprio paciente, que precisará fazer o autoexame periodicamente. Pensando nisso, o Ministério da Saúde prescreve uma lista extensa de cuidados que o paciente deve ter consigo mesmo, a saber:

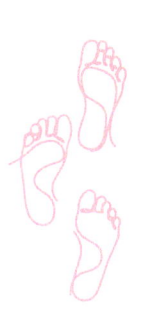

> Realize a inspeção diária dos pés (seja por você mesmo ou com a ajuda de um familiar ou um cuidador orientado), incluindo as áreas entre os dedos.
>
> Realize a higiene regular dos pés, seguida da secagem cuidadosa deles, principalmente entre os dedos.
>
> Cuidado com a temperatura da água! Ela deve estar sempre inferior a 37°C, para evitar o risco de queimadura.
>
> Evite andar descalço, seja em ambientes fechados ou ao ar livre.
>
> Sempre use meias claras ao utilizar calçados fechados.
>
> Use, sempre que possível, meias com costura de dentro para fora ou, de preferência, sem costura.
>
> Procure trocar de meias diariamente.

> Nunca use meias apertadas e evite usar meias altas acima do joelho.
>
> Inspecione e palpe diariamente a parte interna dos calçados, à procura de objetos que possam machucar seus pés.
>
> Use calçados confortáveis e de tamanho apropriado, evitando o uso de sapatos apertados ou com reentrâncias e costuras irregulares.
>
> Use cremes ou óleos hidratantes para pele seca, porém, evite usá-los entre os dedos.
>
> Corte as unhas em linha reta.
>
> Não utilize agentes químicos ou emplastros para remover calos.
>
> Calos e calosidades devem ser avaliados e tratados pela sua equipe de saúde.
>
> Faça a reavaliação dos seus pés com a sua equipe de saúde uma vez ao ano (ou mais vezes, se for solicitado).
>
> Procure imediatamente sua Unidade de Saúde se uma bolha, corte, arranhão ou ferida aparecer.
>
> Em caso de dúvidas, procure sempre a sua equipe de saúde! (Brasil, 2016c, p. 43)

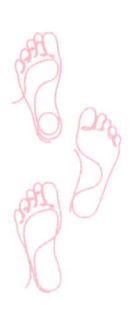

A equipe profissional pode atentar-se a desenvolver outras formas de trabalhar com a prevenção de agravamento de quadro, como orientar o paciente sobre a importância do controle glicêmico, para ele acompanhar as suas taxas de açúcar no sangue por meio de exames periódicos (como a hemoglobina glicada). Afinal, um paciente com as taxas controladas responderá mais rapidamente ao tratamento e o quadro evolutivo da lesão será mais lento (Brasil, 2016c).

Quando verificada a presença de calosidades, o profissional poderá recomendar a adequação dos sapatos, se julgar necessário, buscando a alteração dos pontos de pressão.

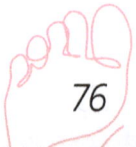

Giurini (2009) explica que o mais indicado é o portador de DM utilizar sapatos com a parte superior confeccionada em couro macio, com sola acolchoada para absorção de impacto e sistema de fechamento de cadarços. A troca do calçado, segundo Giurini (2009), deve ser feita a cada quatro horas, visando que os pontos de pressão sejam alterados.

Nos casos em que o podólogo perceba que o paciente está com a pele fina e seca, o que pode comprometer sua elasticidade e provocar fissuras, devemos indicar a hidratação profunda da pele, que pode ser feita após o banho com água não muito quente, pois o calor da água também é um agressor da pele. Como já explicado, a hidratação não deve ser feita entre os dedos, pois poderá propiciar o aparecimento de micoses (Brasil, 2016c).

3.5
Neuroartropatia de Charcot

Mencionamos, em capítulo anterior, a neuroartropatia de Charcot (NAC), popularmente chamada de *pé de Charcot*. Entretanto, dada a sua importância, retomaremos o assunto de forma mais profunda.

O pé de Charcot, como ilustrado na Figura 3.6, é uma "deformidade óssea e articular do pé neuropático, em que a arquitectura e a organização estrutural dos ossos estão alteradas, apresentando alterações radiográficas caracterizadas por destruição e remodelação óssea, destruição articular, subluxação e luxação" (Pinheiro, 2014, p. 27).

Figura 3.6
Exemplos de pés de Charcot

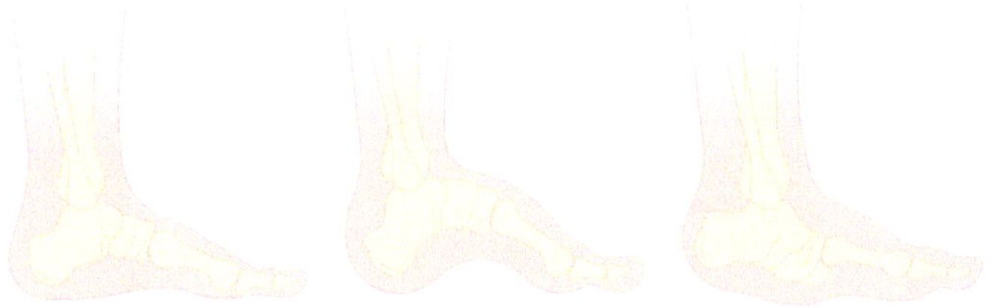

Pepermpron/Shutterstock

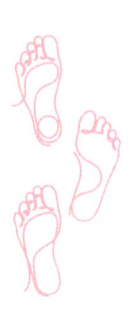

Segundo Pinheiro (2014), a relação da destruição osteoarticular com a disfunção neurológica foi apontada, pela primeira vez, por Mitchell, mas Charcot, em 1868, fez o primeiro relato histopatológico detalhado a respeito, e Paget, um renomado médico da época, utilizou o relato de Charcot em sua apresentação em um congresso internacional. Por essa razão, definiu-se que a patologia receberia o nome de Charcot. A relação da DM com a doença de Charcot, no entanto, só foi descrita em 1936.

Apesar de todo esse histórico, a NAC ainda é um desafio para os profissionais de saúde, tanto no diagnóstico quanto no tratamento. Essa condição costuma acometer indivíduos entre 50 a 60 anos, de ambos os sexos, obesos e que convivem com a DM há mais de uma década.

O perfil epidemiológico difere quando considerado o tipo de DM: quando acometido pelo tipo I (DM1), normalmente, o paciente apresentará as alterações típicas da NAC em idades mais jovens e terá maior predisposição para desenvolver a patologia do que um paciente com o tipo ll (DM2) (Pinheiro, 2014).

Outros fatores que predispõem ao desenvolvimento da doença são o consumo de álcool e a presença de outras doenças neurológicas associadas (Pinheiro, 2014).

No Quadro 3.2 constam as apresentações clínicas do pé de Charcot.

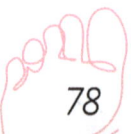

Quadro 3.2
Apresentações clínicas do pé de Charcot

Aguda

- É diagnosticada por meio de sinais de inflamação, com ausência de febre e uma porta de entrada que pode ser uma ferida ou uma úlcera.
- Suas características são: hiperemia, edema, elevação de temperatura superior a 2 graus, quando comparada com a do outro pé, pele muito seca e neuropatia sensitiva, com sensibilidade e reflexos diminuídos ou ausentes.
- Na avaliação clínica, será possível verificar sinais inflamatórios marcados (rubor, edema e calor) atingindo mais frequentemente o mediopé. A dor pode estar ausente, dependendo do grau de neuropatia. Nesse estágio, o pé não apresenta deformidades e a imagiologia é tipicamente normal

Crônica

- O diagnóstico da fase crônica pode ser feito por meio da verificação da deformidade do pé, onde o arco plantar estará diminuído devido ao encurtamento do tendão de Aquiles.
- Suas características são: colapso do arco plantar no mediopé, ocasionando deformidade rockerbottom; e convexidade medial do mediopé.
- Na avaliação clínica, não há um quadro infeccioso ativo, mas sim em regressão. O rubor será mantido, mas a temperatura estará semelhante à do pé contralateral. A fase crônica amplia o risco de úlceras e amputações.

Fonte: Elaborado com base em Pinheiro, 2014.

Como não há sinais e sintomas muito evidentes na fase aguda, ela é facilmente confundida com outras patologias, como osteomielite, tendinite, gota ou distensão aguda. Isso faz com que o número de pacientes diagnosticados com pé de Charcot seja subestimado, já que a maioria dos casos só são confirmados quando a doença já está em estágio mais avançado.

O seu fator desencadeante também não auxilia nesse processo de diagnóstico, uma vez que ainda não está bem definido – sabemos apenas que há relação com questões neurotraumáticas e neurovasculares (Husni; Kroop; Simon, 2009).

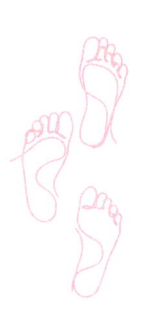

O tratamento para a fase aguda do pé de Charcot requer eliminar os pontos de pressão, podendo-se adotar o uso de cadeira de rodas, muletas ou andadores. A utilização de gesso, nessa fase, não é aconselhável, visto que muitos pacientes continuam colocando peso sobre o membro afetado. Assim, "gesso, talas ou órteses podem ser usadas para imobilizar e fornecer estabilidade às articulações comprometidas, mas, inicialmente, não para sustentação de peso" (Giurini, 2009, p. 1133). Além disso, um tratamento longo poderá ter impactos, embora haja formas de preveni-los:

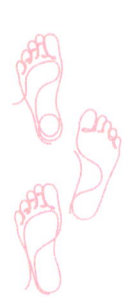

> O tratamento prolongado da artropatia neuropática frequentemente implica na acomodação de qualquer deformidade resultante no pé para evitar ulceração. Sempre que possível, palmilha convencional é preferível aos sapatos feitos sob encomenda. Todos os sapatos devem ser ajustados com um dispositivo ortótico Plastizote bem moldado que suporta e protege o pé. Se houver desenvolvimento de uma deformidade grave no pé, pode não haver alternativa para um sapato feito sob medida que seja compatível com o formato do pé. (Giurini, 2009, p. 1133)

Existem situações, no entanto, em que o tratamento citado anteriormente não é suficiente. Nesses casos, alguns profissionais indicam o procedimento cirúrgico. Para seguir com essa terapêutica, no entanto, será preciso considerar o controle glicêmico do paciente, a qualidade óssea, o estado nutricional, a estabilidade osteoarticular e a presença de infecções e úlceras.

Caso opte por esse caminho, então será preciso determinar qual modalidade cirúrgica seguir, podendo ser: a **exostectomia**, que se constitui na ressecção da proeminência óssea plantar localizada sob a úlcera crônica; a **artrodese modelante**, que fará correção das deformidades grosseiras e estabilizará articulações gravemente instáveis; ou, ainda, a combinação dessas duas técnicas (Ferreira, 2020b).

Na Figura 3.7, vemos a imagem de pé de Charcot.

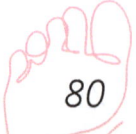

Figura 3.7
Pé de Charcot

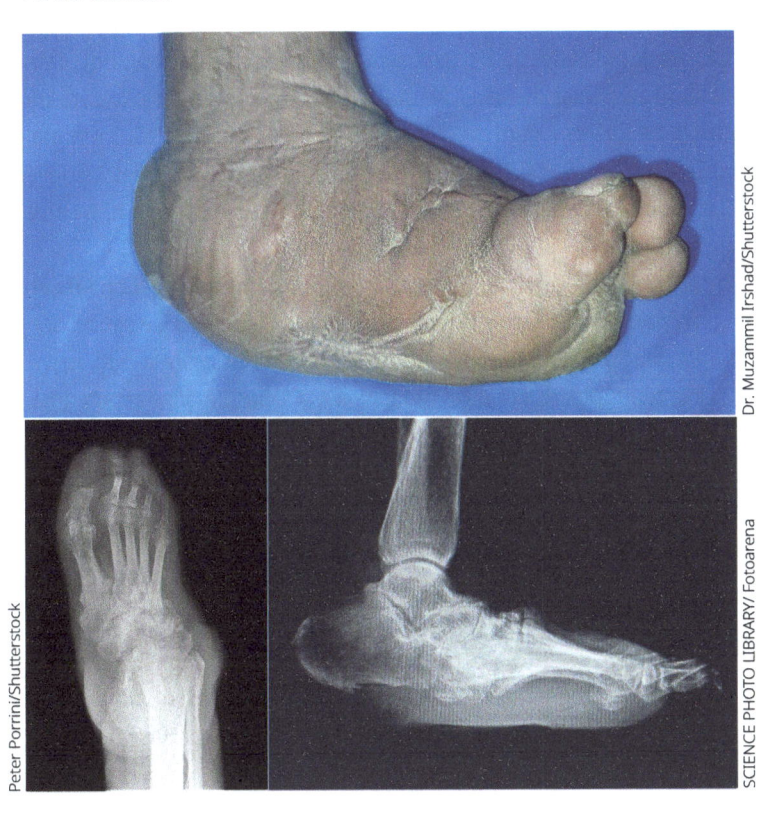

FONTE: Ferreira, 2020b, p. 400.

Ressaltamos que o procedimento cirúrgico não é muito bem-aceito e gera bastante discussão entre os profissionais de saúde. Essa preocupação baseia-se nos riscos do processo de cicatrização e recuperação, visto que ele é longo e desgastante, podendo chegar a até seis meses sem poder utilizar o membro para sustentação, com grande incômodo decorrente da imobilização prolongada. Obviamente, se houver expectativa de sucesso e de salvamento do membro, o procedimento deve ser recomendado (Husni; Kroop; Simon, 2009).

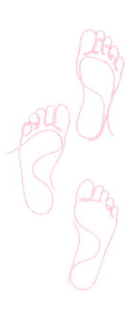

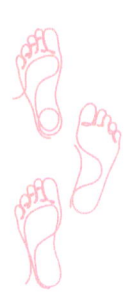

Para saber mais

Para aprofundar seu conhecimento, sugerimos a leitura do manual elaborado pelo Grupo de pesquisa em estomaterapia: estomias, feridas agudas e crônicas e incontinências urinária e anal (Gpet), da Escola de Enfermagem da Universidade de São Paulo (USP), em parceria com a Associação Brasileira de Estomaterapia (Sobest), sobre como cuidar de pessoas acometidas pela neuropatia de Charchot, com orientações para profissionais de saúde.

BANDEIRA, M. A. et al. **Cuidado às pessoas acometidas pela neuroartropatia de Charcot**: orientações para profissionais de saúde. São Paulo: Gpet; Sobest, 2020. Disponível em: <https://sobest.com.br/wp-content/uploads/2021/03/Cuidados-a%CC%80s-Pessoas-acometidas-pela-Neuroartropatia-de-Charcot.pdf>. Acesso em: 10 jun. 2024.

Síntese

Neste capítulo, vimos que as feridas e ulcerações nos pés diabéticos surgem, comumente, em situações crônicas, como os calos e as calosidades.

Vimos, também, as características do pé de Charcot, uma deformidade óssea e articular do pé neuropático. Em sua fase aguda, é facilmente confundido com outras patologias e, na fase crônica, o risco de úlceras e amputações é ampliado.

Como ressaltamos ao longo do capítulo, a educação em saúde, o conhecimento do paciente e sua responsabilização pelo autocuidado são essenciais para evitar o agravamento das lesões.

Questões para revisão

1] Assinale a alternativa que indica o fator causador da destruição osteoarticular e por deformidades decorrentes da neuroartropatia de Charcot (NAC), responsáveis por alterar as pressões de apoio, na planta do pé:

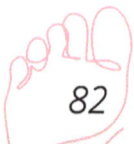

- a) Neuropatia periférica.
- b) Doença arterial periférica.
- c) Alterações biomecânicas.
- d) Insensibilidade.
- e) Mobilidade articular.

2) Em se tratando de lesões neuropáticas, assinale a alternativa que define esse tipo de lesão:

- a) Sensibilidade reduzida, pele seca, veias dilatadas.
- b) Cianose, frio, perda de pelo.
- c) Palidez, pulso ausente, atrofia das unhas.
- d) Claudicação, pele seca, veias dilatadas.
- e) Eritema, dor, hipersensibilidade.

3) Analise as afirmativas a seguir sobre a forma aguda do pé de Charcot e julgue-as verdadeiras (V) ou falsas (F).

- [ ] É diagnosticada por meio de sinais de inflamação, com ausência de febre e uma porta de entrada que pode ser uma ferida ou uma úlcera.
- [ ] Na avaliação clínica, não se tem um quadro infeccioso ativo, mas sim em regressão. O rubor será mantido, mas a temperatura estará semelhante à do pé contralateral. A fase crônica amplia o risco de úlceras e amputações.
- [ ] O diagnóstico da fase crônica pode ser feito por meio da verificação da deformidade do pé, onde o arco plantar estará diminuído devido ao encurtamento do tendão de Aquiles.
- [ ] Suas características são: hiperemia, edema, elevação de temperatura superior a 2 graus quando comparada com a do outro pé, pele muito seca e neuropatia sensitiva, com sensibilidade e reflexos diminuídos ou ausentes.
- [ ] Na avaliação clínica, será possível verificar sinais inflamatórios marcados (rubor, edema e calor) atingindo mais frequentemente o mediopé. A dor pode estar ausente, dependendo do

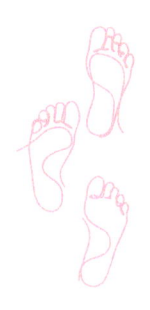

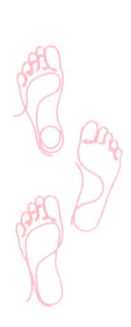

grau de neuropatia. Nesse estágio, o pé não apresenta deformidades e a imagiologia é tipicamente normal.

[ ] Suas características são: colapso do arco plantar no mediopé, ocasionando deformidade *rockerbottom*; e convexidade medial do mediopé.

Agora, assinale a alternativa que indica a sequência correta:

a) F, F, F, V, V, V.
b) V, F, F, V, V, F.
c) V, F, V, F, V, F.
d) F, V, F, V, F, V.
e) V, F, F, V, F, V.

4) Apesar de os índices de amputação serem altos e a preocupação com as úlceras e feridas em pés diabéticos serem justificáveis, quando há um acompanhamento médico, existe a possibilidade de reversão de quadro. Quais são os principais pontos a serem avaliados em uma ferida?

5) Nenhuma ferida ou úlcera inicia-se com processo de necrose – antes dessa etapa existem outros fatores que subsidiarão a gravidade do quadro, sendo a insensibilidade um desses fatores. Temos, portanto, algumas vias clínicas que desencadeiam as ulcerações nos pés, como a neuropatia ou a doença vascular periférica. Quais são as três formas de classificar a neuropatia?

QUESTÕES PARA REFLEXÃO

1) Pés diabéticos são caracterizados por lesões que ocorrem nos pés dos portadores de diabetes *mellitus* (DM). Reflita sobre terapêutica para esses casos e indique ações que podem ser tomadas para minimizar as complicações futuras.

2] A prevenção é a primeira barreira para quadros graves das úlceras diabéticas. As ações educativas têm como objetivo colocar o paciente como responsável pelo seu próprio cuidado. Nesse sentido, reflita sobre como o paciente deve ser estimulado para o seu autocuidado e aponte ações educativas para esse paciente.

3] O tratamento para a fase aguda do pé de Charcot requer eliminar os pontos de pressão, podendo-se adotar o uso de cadeira de rodas, muletas ou andadores. Quais os impactos que o tratamento a longo prazo poderá gerar para o paciente?

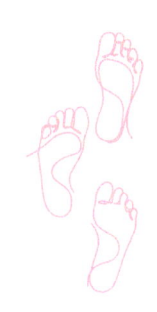

Capítulo 4

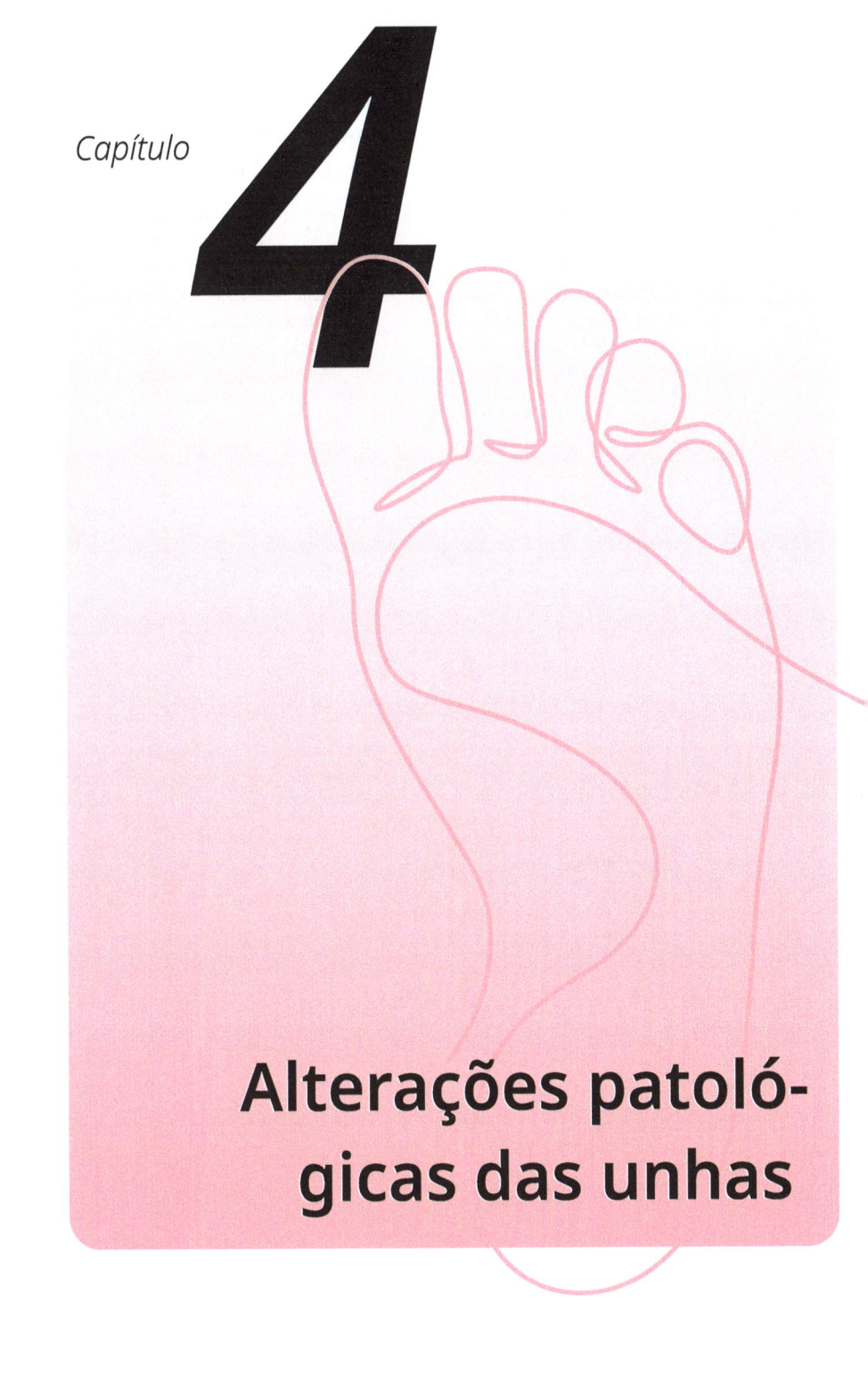

Alterações patológicas das unhas

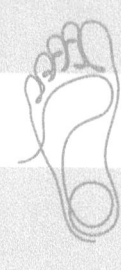

Conteúdos do capítulo

- Anatomia das unhas.
- Principais deformações e distrofias das unhas.
- Causas das depressões transversais da placa ungueal.
- Processo de necrose.

Após o estudo deste capítulo, você será capaz de:

1. reconhecer as deformações e distrofias das unhas relacionadas às principais patologias que acometem os pés diabético;
2. indicar os tratamentos adequados para as deformações e distrofias do pé diabético.

4.1 Linhas de Beau e gangrena

Para iniciar, vamos relembrar a anatomia da unha, descrita a seguir, e observá-la na Figura 4.1:

- **Lâmina ungueal:** Composta por queratina endurecida, com mais de 100 camadas de células ungueais.
- **Leito ungueal:** Parte viva da unha que sustenta a lâmina.
- **Matriz ungueal:** Parte responsável pela formação das lâminas ungueais.
- **Cutícula:** Tecido morto que atua como "cola" para aderir a superfície da unha à base.
- **Pregas ungueais:** São dobras da pele que permeiam a lâmina. Nesse local, formam-se os sulcos ungueais (Boaventura, 2016; Frangie et al., 2016).

Figura 4.1
Anatomia da unha

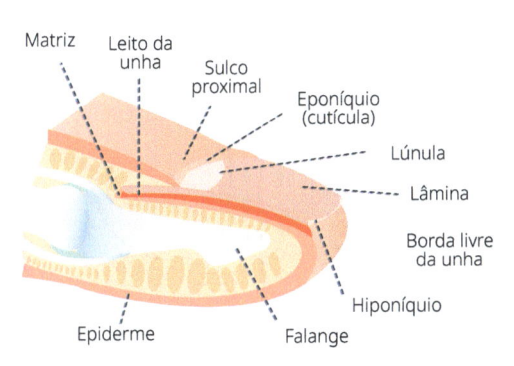

As linhas de Beau são uma desordem que ocasiona depressões transversais. Dependendo da gravidade, pode dividi-las em duas partes, o que ocorre, por exemplo, quando há toxicidade completa da matriz ungueal e depressão importante da unha.

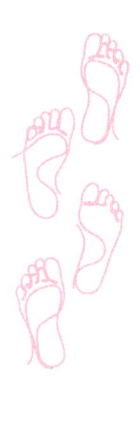

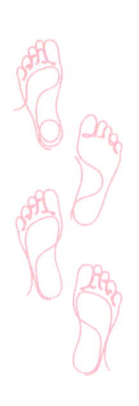

Essa desordem é causada por fatores próprios do diabetes e por "infecções, cirurgia, trauma, doença de Raynaud, pênfigo, medicamentos (quimioterápicos ou retinoides), doença de Kawasaki e doenças virais (síndrome mão-pé-boca)" (Campos; Pulcheri; Zeitel, 2015, p. 116), ou seja, as linhas de Beau surgem devido ao acometimento de doença grave, lesões traumáticas ou próprias do diabetes.

A associação entre a causa e o surgimento da deformidade é devido à matriz reduzir a produção de células por longo período. A profundidade dos sulcos caracteriza a gravidade do quadro e, normalmente, essa deformidade desaparece quando a condição que a provocou é resolvida (Simão; Santos, 2018).

A Figura 4.2 ilustra exemplos de linhas de Beau: na imagem A, vemos linhas de Beau; na imagem B, a Figura 1 apresenta linhas de Beau e onicólise distal e bilateral, além de descamação periungueal, enquanto na Figura 2 as linhas pontilhadas mostram as linhas de Beau, e a seta indica onicólise e hemorragia linear em diferentes estágios, além da associação dessa patologia com outras.

Figura 4.2
Linhas de Beau

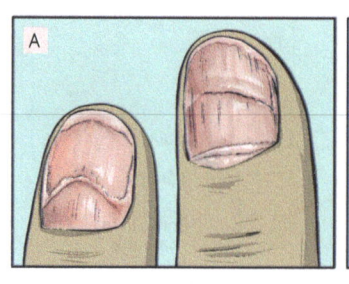

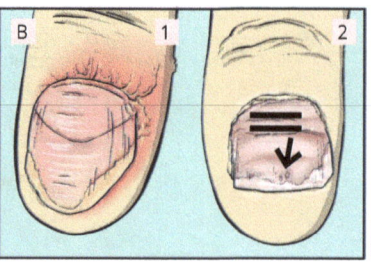

FONTE: Frangie et al., 2016, p. 157.

A próxima patologia ungueal que apresentaremos é a gangrena, que pode ser considerada como a principal patologia ungueal associada ao diabetes, uma vez que sua causa é a redução da circulação sanguínea, o que ocasiona a morte do tecido (Simão; Santos, 2018).

Na Figura 4.3, vemos a imagem de um pé acometido pela gangrena.

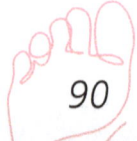

Figura 4.3
Gangrena

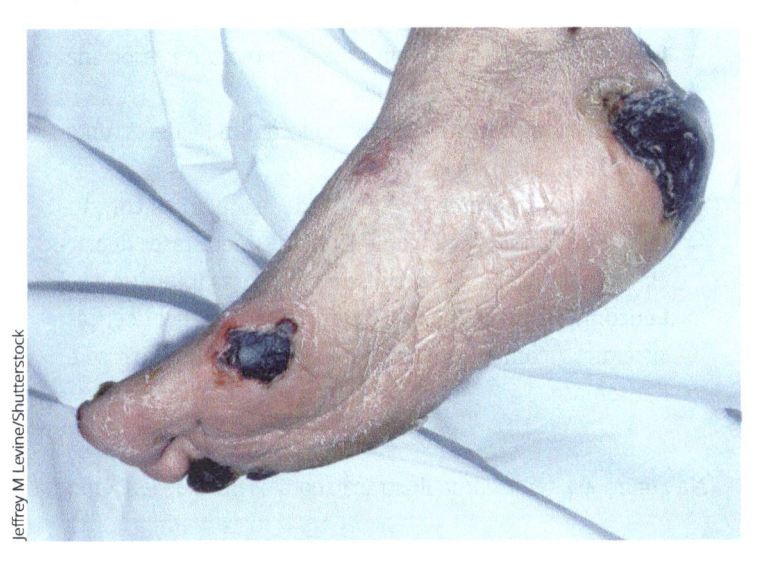

A gangrena é um dos quadros mais preocupantes em pés diabéticos, visto que a recuperação é mais difícil e pode ocasionar a amputação do membro. Por isso, a avaliação das unhas e o cuidado destinado a elas é tão importante quanto o cuidado com os pés (Simão; Santos, 2018).

O tratamento da gangrena requer a remoção completa dos tecidos necrosados por meio de processo cirúrgico, além do uso de antibióticos de uso intravenoso (Simão; Santos, 2018).

4.2
Leuconiquia e unhas de Terry

A leuconiquia é definida como manchas brancas nas unhas que se originam ou dentro da matriz ungueal (denominada *verdadeira*) ou no leito ungueal (denominada *aparente*). Essa patologia pode acometer indivíduos de todas as idades e sua causa tem relação com o tipo de leuconiquia (Simão; Santos, 2018).

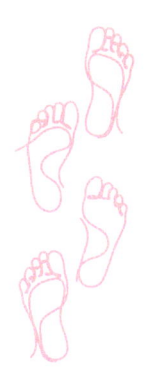

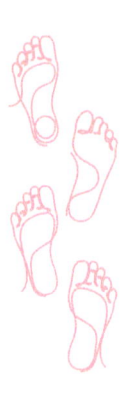

Os tipos de leuconiquia são:

> - **Leuconiquia estriada**: Tem origem hereditária associada à trauma ou doença sistêmica.
> - **Leuconiquia puntata**: O tipo mais comum, é decorrente de pequenos traumas.
> - **Leuconiquia parcial**: Origina-se de associações com tuberculose, nefrite, doença de Hodgkin, metástases de carcinomas, hanseníase, perniose e por causas idiopáticas.
> - **Leuconiquia total**: Tem origem hereditária ou por doenças sistêmicas, como febre tifoide, colite ulcerativa, cirrose e hanseníase.

Na Figura 4.4, temos uma ilustração com os tipos de leuconiquia.

Figura 4.4
Tipos de leuconiquia

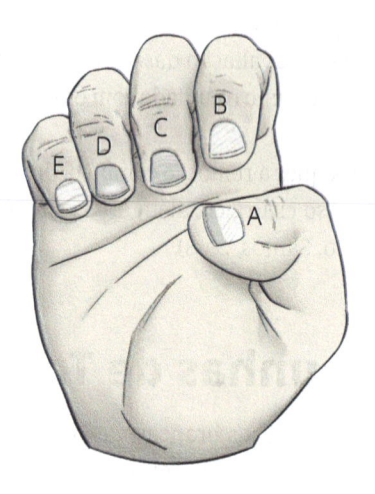

A – leuconiquia parcial
B – leuconiquia total
C – leuconiquia estriada
D – leuconiquia punctata
E – leuconiquia transversal

Will Amaro

As unhas de Terry estão relacionadas à leuconiquia, uma vez que ela está presente em toda a unha, "exceto na margem cor de rosa e acastanhado fina, de 1 a 2 mm da extremidade livre distal, ou seja, uma unha branca de coloração alterada pela mudança de vascularização, dificultando a visualização da lúnula" (Simão; Santos, 2018, p. 166).

As unhas de Terry surgem em pacientes com patologias hepáticas crônicas, uma das comorbidades do diabetes (Simão; Santos, 2018).

4.3
Onicomadese e onicólise

De acordo com Simão e Santos (2018), a onicomadese é caracterizada pela escamação da unha ou, ainda, quando há uma divisão da placa ungueal, situação em que o quadro se apresenta avançado. A onicomadese pode afetar tanto as unhas dos pés quanto as das mãos, como vemos na Figura 4.5.

Figura 4.5
Onicomadese

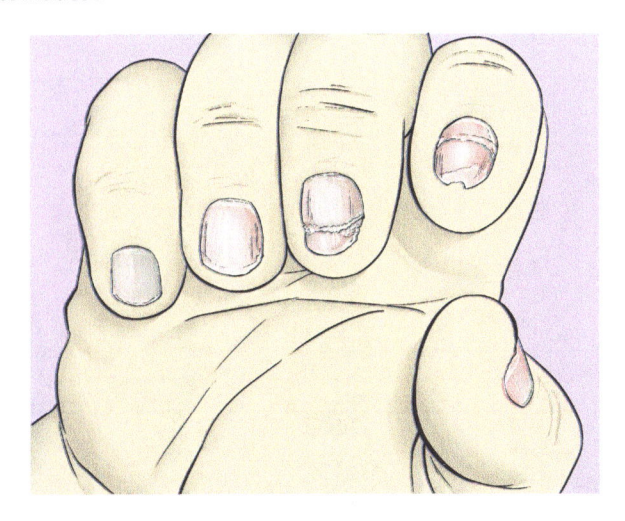

Seus fatores desencadeantes são infecção localizada, doença sistêmica grave, lesões na matriz ungueal ou quando da submissão a tratamentos médicos agressivos, como quimioterapia (Simão; Santos, 2018; Frangie et al., 2016).

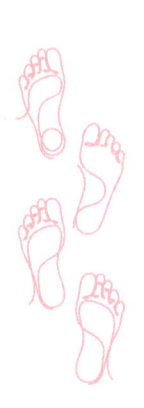

Até o momento, não há tratamento específico para a onicomadese, portanto, devemos dar assistência ao fator desencadeante para que as alterações ungueais resolvam-se espontaneamente, ou seja, encerrado/controlado o fator desencadeante, outra lâmina ungueal saudável crescerá e substituirá aquela que se apresentava disforme.

É importante salientar que um quadro de onicomadese não deve ser "escondido" por meio da utilização de artifícios como unhas postiças, pois isso poderá agravar o quadro. Recomenda-se, portanto, apenas um serviço de manicure/pedicure básico (Frangie et al., 2016).

Na onicólise, ocorre "o levantamento da lâmina ungueal do leito sem queda, geralmente começando na borda livre e continuando em direção à área da lúnula" (Frangie et al., 2016, p. 164), como ilustrado na Figura 4.6.

Figura 4.6
Onicólise

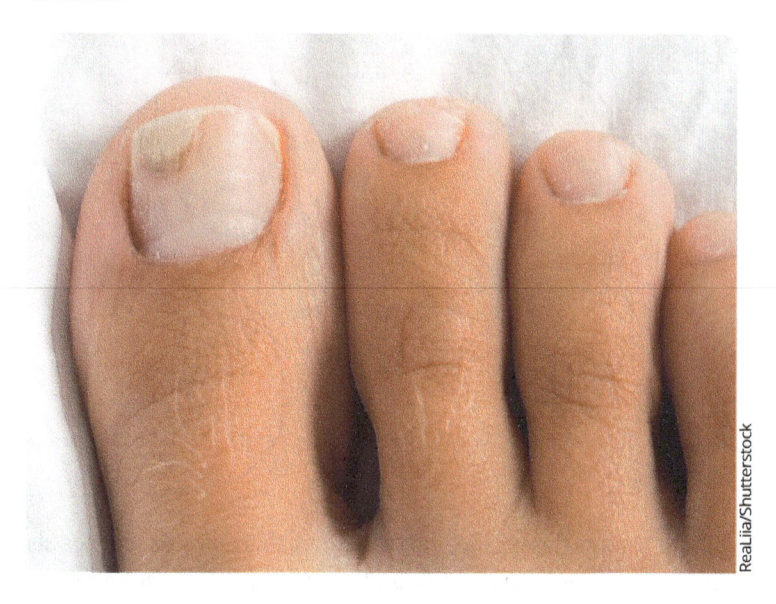

ReaLia/Shutterstock

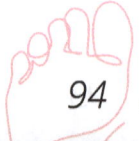

Há duas classificações para essa patologia: 1) primária, quando ocorre a separação da queratina do leito ungueal em decorrência de fatores traumáticos, como lixamento agressivo das unhas, remoção de unhas postiças de forma inadequada ou, ainda, pelo uso de sapato inadequado, que comprima as unhas, e por fatores alérgicos; 2) secundária, mais rara, se relaciona a distúrbio de saúde, como a diabetes (Frangie et al., 2016; Simão; Santos, 2016).

Nos casos em que não seja identificado nenhum processo infeccioso, sugerimos que o podólogo mantenha a lâmina ungueal curta e que a área afetada seja mantida limpa e seca. O fator desencadeante deve ser tratado para que a saúde da unha seja restabelecida e a área seja substituída com o crescimento de uma lâmina saudável. Também, nos casos de maior gravidade, pode ser necessária uma cirurgia e/ou uso de prótese acrílica (Frangie et al., 2016).

4.4
Lúnula vermelha e hemorragia ungueal

Antes de tratar sobre a patologia, vamos relembrar o que é *lúnula*: "é a parte visível da matriz que se estende sob a pele viva" (Frangie et al., 2016, p. 148). Seu formato é em meia lua, com tom esbranquiçado. Aqui, vale destacar que essa parte branquinha da unha é assim devido ao reflexo de luz pela lâmina, ou seja, a lúnula torna possível ver a cor da matriz ungueal.

A lúnula vermelha, patologia que acomete essa parte da unha, aparentemente é decorrente do aumento do fluxo sanguíneo que faz com que os vasos sanguíneos tornem-se visíveis (Frangie et al., 2016; Simão; Santos, 2018). Entretanto, Loureiro (2008) menciona a relação da lúnula vermelha com doenças sistêmicas, como a insuficiência cardíaca.

Ruaro (2014, p. 18) define essa patologia como uma "manifestação rara vista na alopecia areata [...] caracterizada por um avermelhamento da região da lúnula, que desaparece com a pressão, na ausência de tumor subungueal ou trauma". A autora corrobora com Loureiro

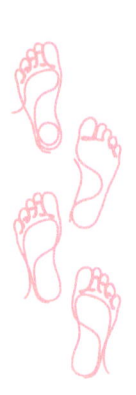

(2008) quando menciona que há relação entre a lúnula vermelha e a insuficiência cardíaca, mas amplia esse leque e menciona que doenças como artrite reumatoide, lúpus eritematoso sistêmico, dermatomiosite, cirrose hepática e doenças pulmonares também podem desencadear a vermelhidão da unha.

A lúnula vermelha pode acometer apenas a parte da lúnula, como vemos na Figura 4.7, ou se estender por toda a unha.

A hemorragia subungueal, também chamada de *hemorragia em estilhas*, é uma doença mais associada ao diabetes, já que é causada por danos nos vasos sanguíneos e apresenta-se relacionada à insuficiência renal, condição que acomete grande parte das pessoas com diabetes. As demais causas para hemorragia subungueal são traumatismos, fármacos, onicomicose, psoríase e doença de Raynaud (Leme, 2015).

Figura 4.7
Lúnula vermelha

Martinez et al. (2010, p. 320) descrevem a hemorragia em estilhas como "linhas filiformes, longitudinais, de coloração avermelhada escura, na região distal da lâmina ungueal".

Ela se caracteriza pela cor "marrom ou preta, situada no sentido longitudinal da unha com extravasamento de sangue ao longo dos capilares paralelos ao leito ungueal" (Simão; Santos, 2018, p. 169), como ilustrado na Figura 4.8.

Figura 4.8
Hemorragia em estilhas

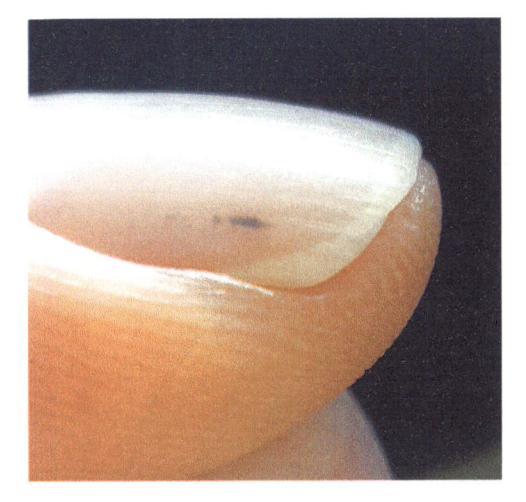

A unha apresentada na imagem está acometida por hiperceratose e apresenta múltiplas hemorragias em estilha (vistas pelo dermatoscópio).

O tratamento das hemorragias subungueais deve ser feito para controle do que causou a condição ungueal.

4.5
Síndrome das unhas amarelas e onicomicoses

A síndrome da unha amarela (SUA) é uma condição rara que acomete, em sua maioria, mulheres na faixa etária dos 40 anos. Ela caracteriza-se por uma tríade constituída por: unhas amarelas, distróficas, linfedema e derrame pleural (Maciel; Melo; Carvalho, 2005).

O primeiro relato dessa patologia surgiu em 1964 e, 20 anos depois, um levantamento apontou que, até então, apenas 62 pessoas haviam sido diagnosticadas com essa patologia, entre as quais apenas 17 apresentavam a tríade completa (Maciel; Melo; Carvalho, 2005).

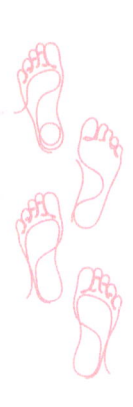

Visualmente, essas unhas são, como descrevem Simão e Santos (2018, p. 169), "unhas amarelas e espessas, [com] cristas transversais, curvatura excessiva, pigmentação irregular, lúnula reduzida e onicólise", como vemos na Figura 4.9.

Figura 4.9
Síndrome da unha amarela

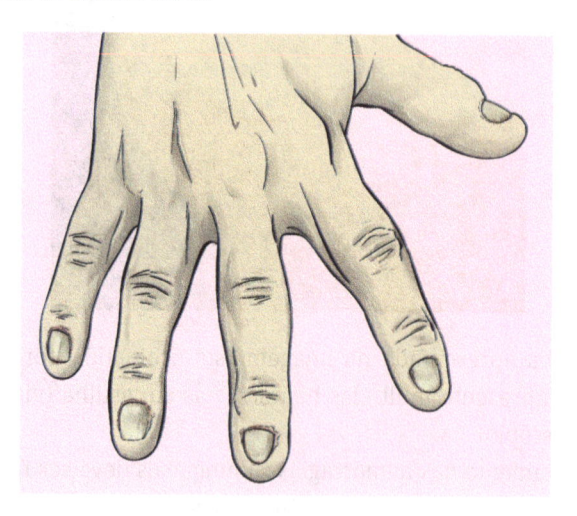

Fonte: Maciel; Melo; Carvalho, 2005, p. 471.

A onicomicose, ilustrada na Figura 4.10, é a patologia que mais atinge as unhas, principalmente em idosos. Sua prevalência é de 10% da população jovem e adulta, enquanto na população idosa esse percentual é de 40%, o que pode ser decorrente da baixa imunidade, comum nessa faixa etária, da inatividade e da inabilidade do cuidado com os pés (Pereira, 2012).

A denominação *onicomicose* é ampla e abrange infecções fúngicas decorrentes das espécies de dermatófitos, leveduras e fungos filamentosos não dermatófitos que se alimentam de queratina, proteína que compõe a unha (Pereira, 2012).

Dependendo da onicomicose, o paciente pode sentir dor e incômodo. Se não tratada, sua evolução pode agravar outras afecções clínicas.

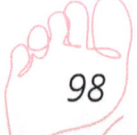

Figura 4.10
Onicomicose

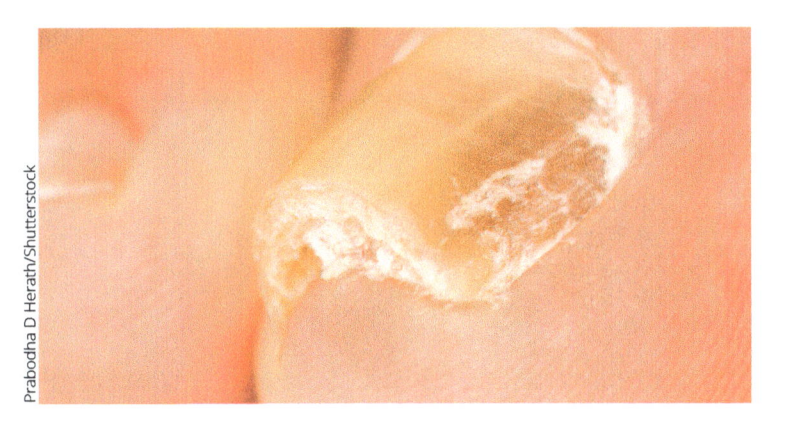

Como já apontamos, os fatores que propiciam a infecção por fungos são relativos a alterações vasculares decorrentes de sapatos apertados, processos isquêmicos decorrentes do diabetes, uso de determinados fármacos, deterioração da unha devido ao avanço da idade, uso de alguns produtos de limpeza, contato com locais contaminados no banho, uso de utensílios contaminados, piscinas etc.

Os fungos, como sabemos, proliferam-se com mais intensidade em locais escuros e úmidos, razão por que sua maior incidência é nas unhas dos pés (SBDe, 2024c; Bolognia et al., 2015).

A classificação das onicomicoses baseia-se na avaliação clínica e divide-se em distal e lateral, branca superficial, subungueal próxima e onicodistrofia total.

A onicomicose distal e lateral é a de maior incidência (90%) e configura-se pela invasão no hiponíquio e nas bordas distal e lateral da lâmina, estendendo-se até a borda proximal.

A branca superficial é mais rara e atinge apenas 5% dos casos. Nesse tipo de onicomicose, o membro mais atingido é o pé e, normalmente, decorre de um trauma. Como descreve Pereira (2012, p. 8), ela "caracteriza-se pela penetração *in situ* de estruturas fúngicas em direção ao interior da lâmina ungueal", como vemos na Figura 4.11.

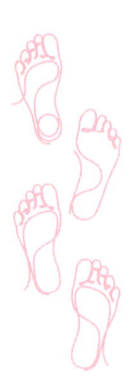

Figura 4.11
Onicomicose branca superficial

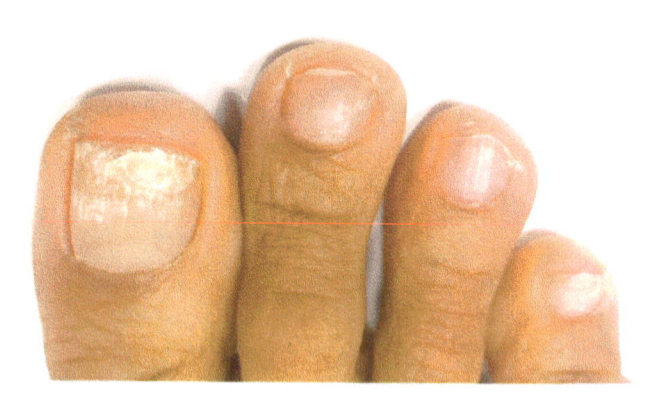

A onicomicose subungueal próxima, normalmente, apresenta-se em pessoas com imunodeficiência adquirida. Ela caracteriza-se pela invasão na dobra ungueal próxima e pela subsequente contaminação da lâmina ungueal.

Na Figura 4.12, vemos um exemplo desse tipo de onicomicose.

Figura 4.12
Onicomicose subungueal próxima

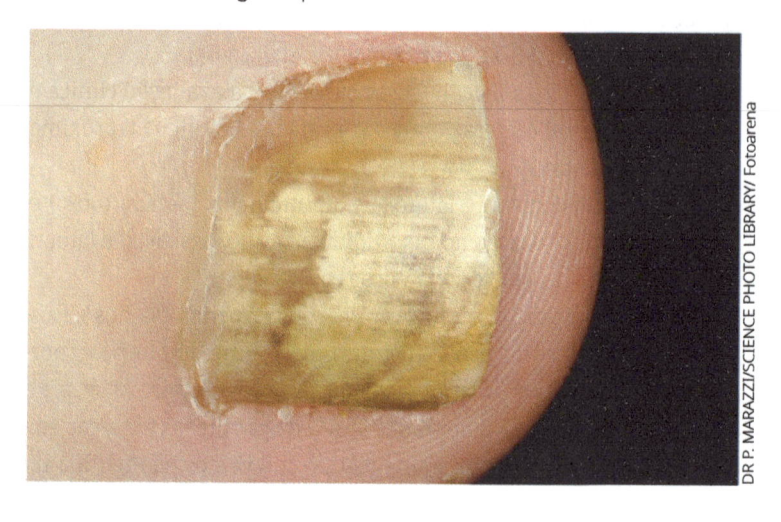

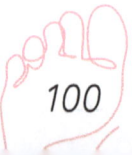

A onicodistrofia total atinge a matriz, acometendo todo o restante da unha, como podemos observar na Figura 4.13.

Figura 4.13
Onicomicose onicodistrofia total

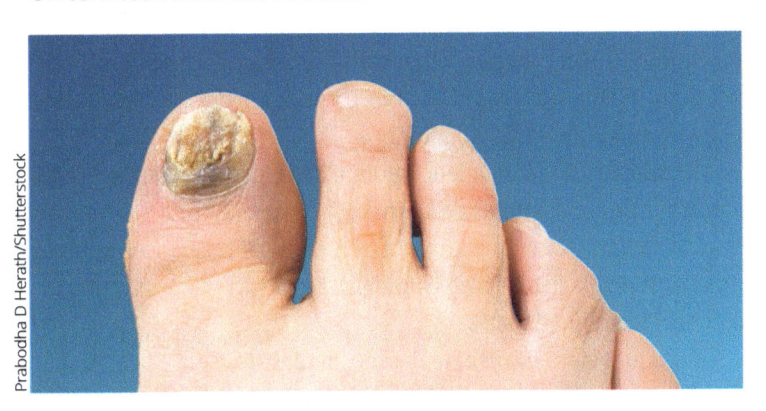

Comumente, o tratamento para onicomicoses inclui o uso de cremes, soluções e até esmaltes. Apenas em situações mais graves, em que o acometimento chega a 30% da unha ou apresenta-se em todas as unhas, recomenda-se um tratamento via oral. O tratamento é longo, entre 6 a 12 meses, pois depende do crescimento da unha (SBDe, 2024c).

Para saber mais

Para complementar seu estudo sobre os assuntos abordados ao longo deste capítulo, sugerimos a leitura do artigo *Doenças da unha*, que aborda um pouco sobre os princípios da estrutura ungueal, sua função e também conceitos gerais de fisiopatologia e distúrbios de unha mais comuns.

DEL POSSO, J. Q. Doenças da unha. Tradução de Soraya Imon de Oliveira. **MedicinaNet**, 29 set. 2020. Disponível em: <https://www.medicinanet.com.br/conteudos/acp-medicine/6100/doencas_da_unha.htm>. Acesso em: 29 abr. 2024.

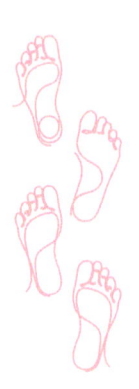

Síntese

Neste capítulo, apresentamos algumas das possíveis alterações que as unhas das pessoas com diabetes podem sofrer. Iniciamos pela anatomia da unha e seguimos para as desordens e doenças que acometem esse tecido, como as linhas de Beau, que ocasionam depressões nas unhas. Indicamos também a causa da gangrena, patologia que ocasiona um dos quadros mais preocupantes em pés diabéticos, pois pode levar à amputação do membro.

Abordamos também a leuconiquia, definida por manchas brancas nas unhas, e as unhas de Terry, cuja característica é a coloração branca da unha, com uma faixa distal fina de cor rosa e acastanhada, que surge em pacientes com patologias hepáticas crônicas, uma das comorbidades do diabetes.

Na sequência, descrevemos a onicomadese (escamação da unha) e os fatores desencadeantes dessa patologia. Vimos que a onicólise (levantamento da lâmina ungueal do leito, sem queda) recebe duas classificações: 1) a primária, que corresponde à separação da queratina do leito ungueal, decorrente de fatores traumáticos; e 2) a secundária, mais rara, que se relaciona a distúrbio de saúde, como o diabetes.

Citamos também a lúnula vermelha, patologia decorrente do aumento do fluxo sanguíneo, que faz com que os vasos sanguíneos fiquem visíveis. Ela pode ser desencadeada por insuficiência cardíaca, artrite reumatoide, lúpus eritematoso sistêmico, dermatomiosite, cirrose hepática e doenças pulmonares. Já a hemorragia subungueal, ou hemorragia em estilhas, é uma doença mais associada ao diabetes, sendo causada por danos nos vasos sanguíneos e relacionada à insuficiência renal, condição que acomete grande parte das pessoas com diabetes.

Por fim, descrevemos a onicomicose, uma infecção fúngica provocada por alterações vasculares, diabetes, uso de determinados fármacos, produtos de limpeza e contato com locais contaminados.

Como vimos, os pacientes com diabetes estão mais suscetíveis a desenvolver essas patologias, portanto, a correta avaliação das unhas e o cuidado destinado a elas é de extrema importância, porque as unhas refletem o estado de saúde do paciente.

Questões para revisão

1] As linhas de Beau são definidas como uma desordem que ocasiona depressões transversais nas unhas e, dependendo da gravidade, pode dividi-las em duas partes. Essa desordem é causada por fatores próprios do diabetes e por outros fatores. Assinale a alternativa que indica um fator que **não** pode ser o causador dessa patologia:
   a] Doença de Raynaud.
   b] Doença de Kawasaki.
   c] Porfiria.
   d] Medicamentos.
   e] Doenças virais.

2] Manchas brancas nas unhas que se originam dentro da matriz ungueal ou no leito ungueal caracterizam a leuconiquia. Indivíduos de qualquer idade podem ser acometidos por essa patologia. Considerando os tipos de leuconiquia, analise as afirmativas a seguir e, na sequência, assinale a alternativa correta:
   I. A leuconiquia parcial origina-se de associações com doenças como a tuberculose e por causas idiopáticas.
   II. A leuconiquia estriada tem origem hereditária associada à trauma ou à doença sistêmica.
   III. A leuconiquia puntata é o tipo mais comum e decorre de pequenos traumas.
   IV. A leuconiquia total tem origem hereditária e relaciona-se a doenças como a hanseníase.
   a] As afirmativas I e II estão corretas.
   b] As afirmativas II e III estão corretas.
   c] As afirmativas I e III estão corretas.

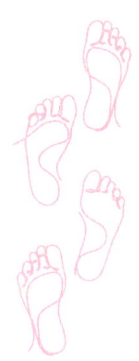

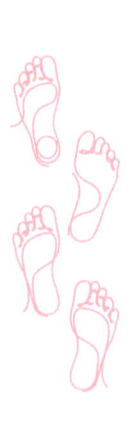

d) Todas as afirmativas estão corretas.
e) Todas as afirmativas estão incorretas.

3) A onicomadese afeta tanto as unhas do pé como as das mãos e é caracterizada pela escamação da unha e, em casos mais avançados, pela divisão da placa ungueal. Assinale a alternativa correta sobre os fatores desencadeantes dessa patologia:

a) Infecção localizada, doença sistêmica grave, lesões na matriz ungueal ou, ainda, a submissão a tratamentos médicos agressivos, como a radioterapia.
b) Infecção generalizada, doença sistêmica grave, lesões na matriz ungueal ou, ainda, a submissão a tratamentos médicos agressivos, como a quimioterapia.
c) Infecção localizada, doença sistêmica grave, uso de sapatos fechados ou, ainda, a submissão a tratamentos médicos agressivos, como a quimioterapia.
d) Infecção localizada, doença sistêmica grave, corte incorreto ou, ainda, a submissão a tratamentos médicos agressivos, como a quimioterapia.
e) Infecção localizada, doença sistêmica grave, lesões na matriz ungueal ou, ainda, a submissão a tratamentos médicos agressivos, como a quimioterapia.

4) Qual patologia corresponde à seguinte descrição: acomete a lúnula da unha e, aparentemente, é decorrente do aumento do fluxo sanguíneo, que faz com que os vasos sanguíneos se tornem visíveis?

5) Qual tipo de onicomicoses é mais raro e afeta os pés por trauma?

Questões para reflexão

1) Avaliar corretamente os pés das pessoas com diabetes por meio do exame físico pode evitar sérias complicações futuras. Essa avaliação pode ser feita com base em uma escala e pela coleta de dados adicionais. Com base nos conteúdos estudados, responda: Quais dados adicionais poderiam ser coletados durante o exame físico?

2) Como não há tratamento específico para a onicomadese, devemos tratar o fator desencadeante para que essas alterações resolvam-se espontaneamente. Quais as condições que podem auxiliar a extinguir os fatores desencadeantes?

3) Quais fatores podem ocasionar a onicólise e que medidas podem ser tomadas para sua prevenção?

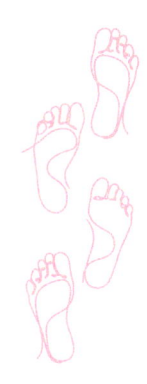

Capítulo 5

Patologias podológicas

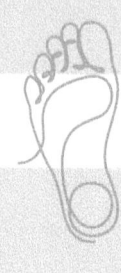

Conteúdos do capítulo

- Lesões cutâneas causadas pelo diabetes.
- Lesões esqueléticas causadas pelo diabetes.
- Disfunções no sistema nervoso periférico.

Após o estudo deste capítulo, você será capaz de:

1. reconhecer e tratar as principais patologias associadas ao diabetes: dermopatia diabética; neuropatia diabética; angiopatia diabética; líquen plano; dermatite de contato; psoríase; lesões esqueléticas; distúrbios tróficos.

5.1
Dermopatia diabética

As alterações dermatológicas podem ser qualquer mudança da pele, como celulites, estrias, flacidez e outras tão comuns.

As doenças relacionadas à pele, às unhas e ao couro cabeludo são chamadas de *dermatose*, como acne, urticária, dermatite seborreica (causadora da caspa), dermatite de fralda, e dermatofitoses (como micose, causada por fungos, como *Tinea corporis, Tinea pedis, Tinea cruris, Tinea auris, Tinea imbricata*, entre outros).

As dermatofitoses são muito comuns em pessoas com diabetes *mellitus* (DM), como veremos nas próximas seções.

Quando a origem de uma dermatose é viral, ela é denominada *dermatovirose* e subdivide-se em *superficial*, que acomete somente a pele, e *cutânea de infecção sistêmica*, como é o caso da varíola e do sarampo.

A dermatovirose que mais acomete os pés é a verruga plantar, também conhecida como *olho-de-peixe*, ocasionada pelo papilomavírus humano (HPV), que se caracteriza "por uma lesão na pele recoberta por uma camada de queratina na forma de calosidade que apresenta, logo abaixo, uma estrutura semelhante a um olho de peixe" (Simão; Santos, 2018, p. 104).

Foss et al. (2005, p. 677) reconhecem a relação entre dermatoses e diabetes, embora as causas sejam desconhecidas, e apontam que há uma "frequência elevada de lesão dermatológica nos pacientes diabéticos, especialmente dermatofitoses. Dessa forma, o descontrole metabólico do diabético propicia maior suscetibilidade a infecções cutâneas".

Boza et al. (2010, p. 55) corroboram com Foss et al. (2005) quando mencionam que "os andrógenos, a insulina e os fatores de crescimento" ativam "as glândulas sebáceas, agravando o quadro cutâneo". Além do diabetes, o sobrepeso, muito presente em pacientes de DM, também pode ser um fator de prevalência para o aparecimento de dermatoses, devido à perda de fluido transdérmico e à vasodilatação (Boza et al., 2010).

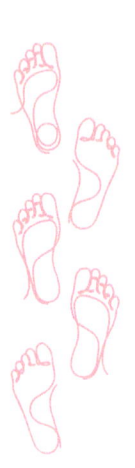

As dermatoses mais comuns em pessoas com diabetes são as dermatofitoses decorrentes de fungos, com prevalência para *Tíneas corporis* e *cruris*, com característica pruriginosa. Um dos fatores sugeridos como desencadeantes para o aparecimento de lesões cutâneas é a presença de macro e microangiopatias, que provocam "alterações vasculares, como aumento da permeabilidade e diminuição da resposta dos vasos à inervação simpática, com consequente queda da capacidade de reação ao estresse térmico e/ou hipóxia local" (Foss et al., 2005, p. 680).

Figura 5.1
Dermatose

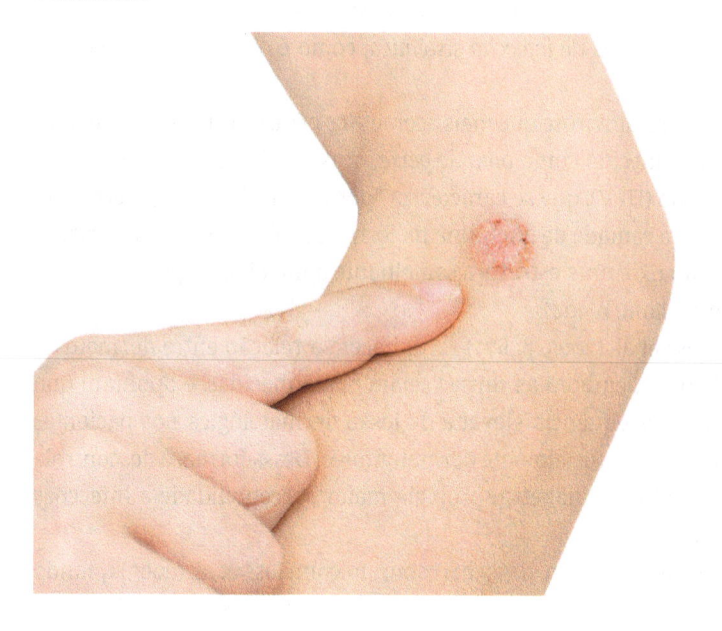

Boza et al. (2010, p. 57) também citam a prevalência de acrocórdons, ilustrados na Figura 5.2, que "são pápulas filiformes, pedunculadas, cor da pele ou castanho escuras, localizadas principalmente na região cervical e axilas" quando associados diabetes e sobrepeso.

Figura 5.2
Acrocórdons

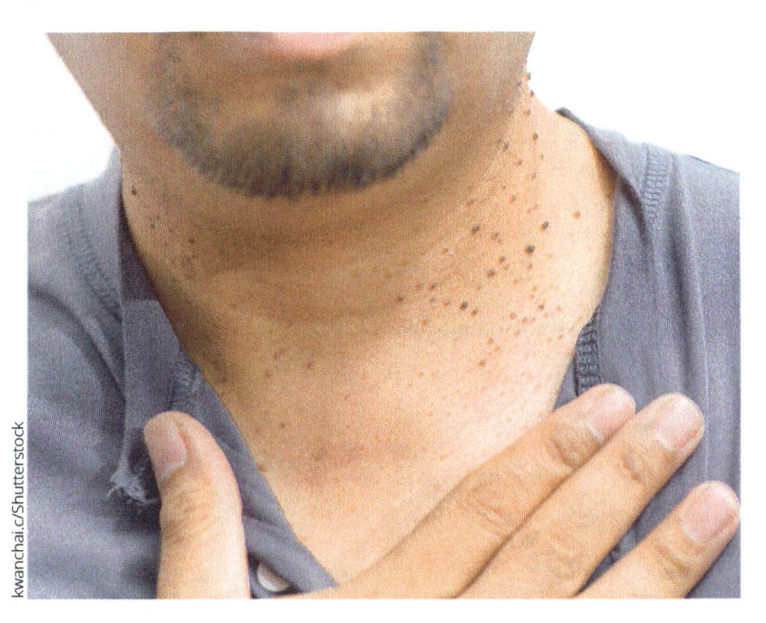

Outros aspectos relativos a alterações dermatológicas presentes em pessoas com diabetes são pele seca, descamante e espessada, principalmente nos pés, desencadeados não apenas pelo diabetes (como já mencionado), mas também pelo sobrepeso, muito comum em pessoas com DM.

O sobrepeso é, possivelmente, o aspecto de maior impacto dermatológico em pessoas com diabetes, visto que o ressecamento da pele ocasiona calos e calosidades.

Os calos podem ser classificados como descrito na Figura 5.3.

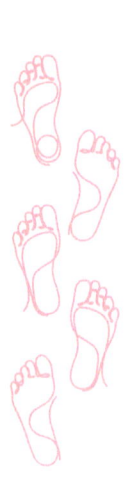

Figura 5.3
Classificação dos calos

Calo duro (heloma)
- Formato cônico, normalmente aparece nas regiões plantares, como os calcanhares.

Calo mole (Heloma ou tiloma interdigital)
- Com consistencia menos rígida, aparece entre os dedos.

Calo dorsal
- Muito comum em dedos martelos, surge na região dorsal das articulações interfalagianas.

Calo miliar
- Caracterizado por queratina endurecida, surge na abóboda plantar.

Calos subungueal e periungueal
- Aparecem embaixo das lâminas e do sulco ungueal.

Calo de Millet
- Tipo de calo que surge no dorso do pé.

Fonte: Elaborado com base em Simão; Santos, 2018.

As calosidades, por sua vez, não têm núcleo e distribuem-se de forma uniforme na área atingida. Assim como os calos, as calosidades podem provocar dor e desconforto, dependendo do grau de espessamento da pele. Em alguns casos, podem, até mesmo, criar fissuras e rachaduras com sangramento (Simão; Santos, 2018).

Figura 5.4
Fissuras e rachaduras nos pés

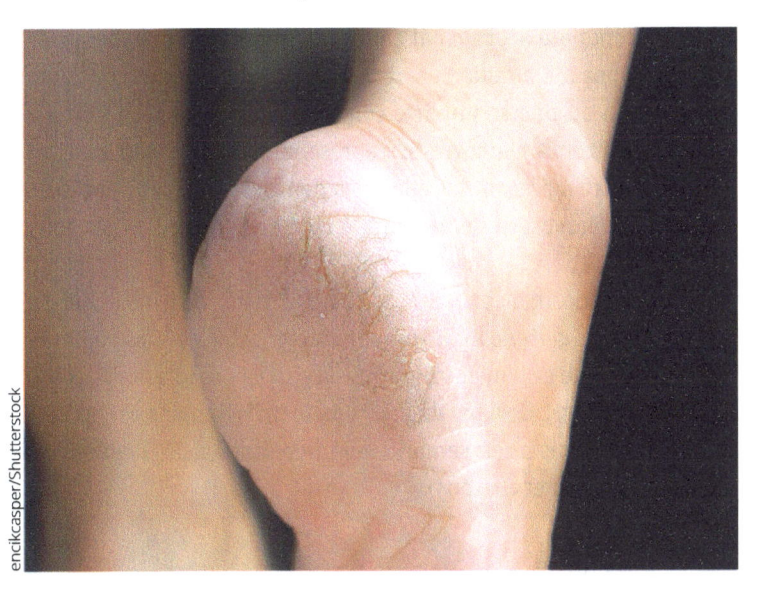

O ressêcamento da pele pode ser provocado pelo fungo *Tinea pedis*, causando fissuras e rachaduras, como vemos na Figura 5.4, situação preocupante para pacientes com diabetes por se tornar potencial porta de entrada para infecções (Simão; Santos, 2018).

5.2 Neuropatia e angiopatia diabéticas

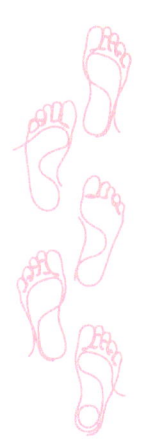

A neuropatia diabética é a perda da sensibilidade. A mais comum entre as pessoas com diabetes é a neuropatia periférica, causada pelo controle inadequado da glicose no sangue. Os fatores que podem favorecer seu aparecimento são tabagismo, pressão alta e obesidade, visto que podem ocasionar alteração no metabolismo e nos vasos sanguíneos, fazendo com que atinjam os nervos periféricos (SBDe, 2021).

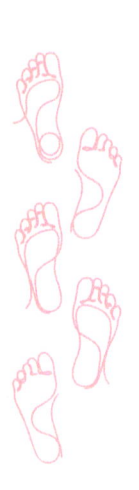

A neuropatia é a principal causa de amputação dos membros inferiores, porque a falta de sensibilidade faz com que o paciente não perceba ou não se importe com o quadro infeccioso, como a úlcera neurotrófica plantar, que "representa a complicação final das alterações patológicas provocadas pela neuropatia pela formação de calosidades plantares que fissuram e ulceram" (Minelli et al., 2003, p. 744).

A neuropatia relacionada à dermatose pode ser constatada na doença *Bullosis diabeticorum*, que se caracteriza por lesões bolhosas, sem componente eritematoso, localizada em regiões inferiores, como ilustra a Figura 5.5. Essa patologia acomete mais homens e tem duração média de duas a seis semana, sumindo sem deixar sequelas ou cicatrizes (Minelli et al., 2003).

Figura 5.5
Dermatose *Bullosis*

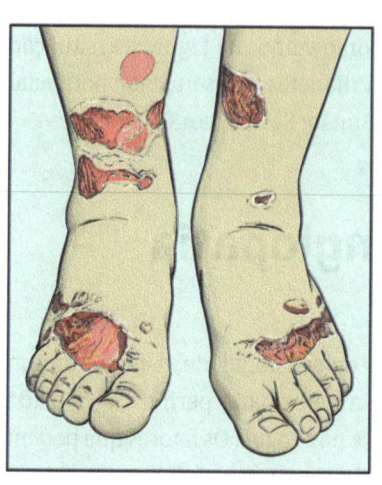

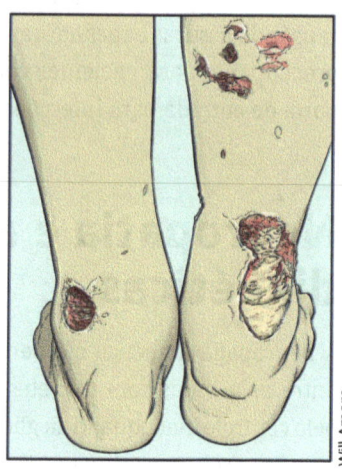

Fonte: Mendes; Haddad Junior, 2007, p. 94-95.

Angiopatia é o nome dado às doenças que acometem os vasos sanguíneos. A angiopatia diabética pode ser subdividida em dois tipos: 1) a microangiopatia, ou disfunção microcirculatória não oclusiva, que envolve os capilares e as arteríolas dos rins, da retina e dos nervos periféricos; e 2) a macroangiopatia, que se assemelha com feridas nas coronárias e na circulação arterial periférica (De Luccia, 2003).

A microangiopatia e a neuropatia diabética têm diversas relações, como explica De Luccia (2003, p. 50):

> O primeiro reconhecimento da possível interação da microcirculação com a neuropatia foi a descrição das alterações triplas características do diabetes de longa duração, manifestadas por lesão retiniana, doença renal e neuropatia. O papel das alterações microangiopáticas como fator etiológico na patogênese da neuropatia diabética recentemente voltou à evidência, com a descrição da localização de lesões microvasculares endoneurais na neuropatia diabética humana. Apesar de muitas outras teorias terem concentrado a etiologia da neuropatia em causas metabólicas, atualmente é aceito que as alterações microvasculares são fortemente implicadas na etiologia da neuropatia periférica.

Enquanto a microangiopatia acomete os capilares e as arteríolas, a macroangiopatia compromete as artérias de maior calibre, podendo ocasionar "aterosclerose acelerada nos pacientes, causando aumento dos riscos de infarto agudo do miocárdio, acidente vascular cerebral (AVC) e gangrena dos membros inferiores" (Rodrigues Filho; Aranda, 2016).

Na Figura 5.6, estão indicados os impactos e as complicações relacionados à microangiopatia e à macroangiopatia associadas ao diabetes *mellitus* tipo 2 (DM2).

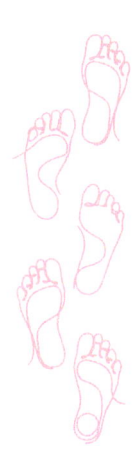

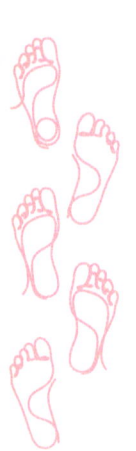

Figura 5.6
Impactos e complicações da microangiopatia e da macroangiopatia

Complicações microvasculares

Retinopatia diabética
Principal causa de cegueira em adultos em idade produtiva

Neuropatia diabética
Principal causa de doença renal

Neuropatia diabética
Principal causa de amputações não traumáticas de membros inferiores

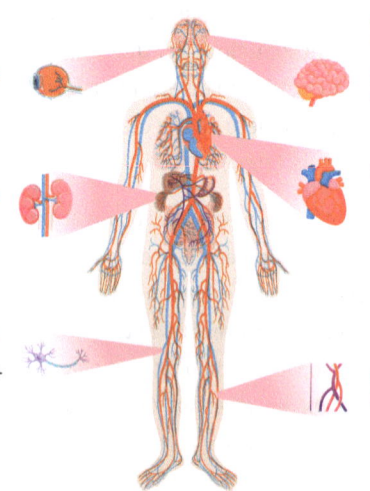

Complicações macrovasculares

Acidente vascular cerebral (AVC)

Doenças cardíacas

Doença vascular periférica

DiBtv, nat20, graphixmania, LDarin e Vector Tradition/Shutterstock

A maneira mais eficiente de identificar possíveis calcificações em artérias ainda é a arteriografia, uma vez que possibilita o planejamento do tratamento adequado. Entretanto, de forma complementar, podemos recorrer à ressonância magnética e ao ultrassom colorido, embora estes sejam mais indicados nos casos de investigação sobre a topografia das lesões arteriais (De Luccia, 2003).

Como a arteriografia necessita da aplicação de contraste, ela deve ser solicitada apenas em situações pré-operatórias, porque o contraste é nefrotóxico e os rins da grande maioria das pessoas com diabetes tem comprometimentos.

5.3 Líquen plano e dermatite de contato

O líquen plano foi descrito, pela primeira vez, em 1866, pelo médico Erasmus Wilson, o qual descreveu que a patologia tinha relação com a tensão nervosa dos pacientes. A etiologia nunca foi descoberta, mas confirma-se sua relação com as "tensões nervosas" e outras causas, como "ansiedade, diabetes, doenças autoimunes, doenças intestinais, drogas, estresse, hipertensão, infecções, materiais dentários, neoplasias, predisposição genética" (Canto et al., 2010, p. 670).

O líquen plano é uma dermatose que ocorre com maior prevalência na mucosa oral, mas pode também acometer as unhas, a pele e a mucosa genital, principalmente nas mulheres em idade adulta (Canto et al., 2010).

Como nossa abordagem é sobre pés diabéticos, vamos nos concentrar no líquen plano ungueal (LPU), definido como "uma doença inflamatória capaz de provocar alterações na matriz (raiz da unha), no leito ungueal (região abaixo da unha) e na região periungueal (ao redor da unha)" (SBDe, 2024b). Dependendo do comprometimento e do avanço desse quadro, os danos podem ser irreversíveis, levando à perda completa da unidade ungueal.

Segundo a Sociedade Brasileira de Dermatologia (SBDe, 2024b), os sinais e sintomas do LPU são a redução da placa ungueal e o aparecimento de estrias na superfície ungueal. A evolução do quadro caracteriza-se pela repartição da placa ungueal e da fenda longitudinal, que apresentará pontos hemorrágicos e alteração de cor (SBDe, 2024b), como podemos observar na Figura 5.7.

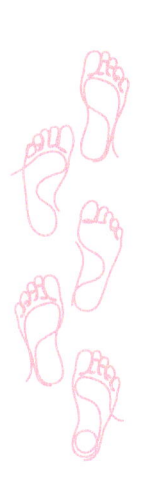

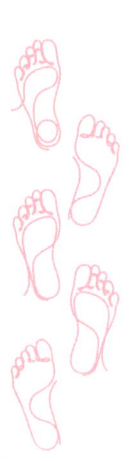

Figura 5.7
Líquen plano ungueal (LPU)

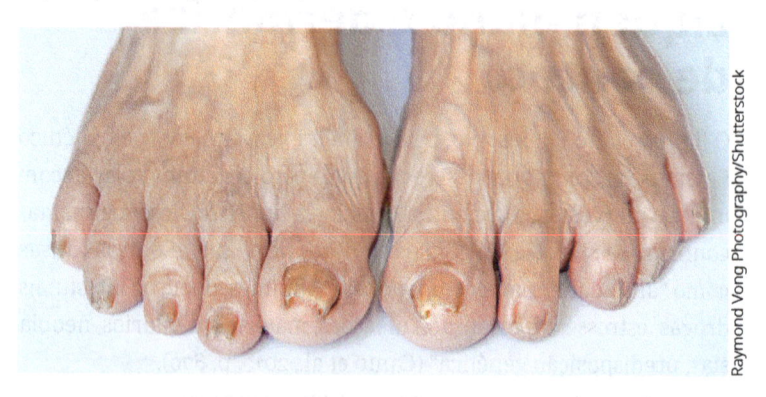

Raymond Vong Photography/Shutterstock

Além disso, o agravamento do quadro poderá apresentar outros sinais, como "lúnula [...] avermelhada; manchas brancas; pontos na unha semelhante ao "dedal", chamados pittings; unha rugosa e descolamento da unha na região próxima e abaixo da cutícula" (SBDe, 2024b).

Normalmente, o tratamento do LPU envolve o uso de corticoides, mas existem indicações para o uso de acicretina, que atua na redução da escamação da unha, e de tacrolimo, reconhecidamente utilizado para o tratamento de dermatite atópica (SBDe, 2024b).

A dermatite de contato, também denominada *hipersensibilidade de contato* (HSC), caracteriza-se pela presença de eritema, pápulas e vesículas, como vemos na Figura 5.8, seguido de ressecamento e descamação.

Ela é desencadeada pelo contato da pele com um agente que pode ocasionar irritação ou alergia. Sua origem pode ser química, pelo uso, por exemplo, de detergentes e sabonetes, ou alérgica, quando decorre de uma reação imunológica específica contra o contatante, em pessoas previamente sensibilizadas (Martins; Reis, 2011).

Figura 5.8
Dermatite de contato

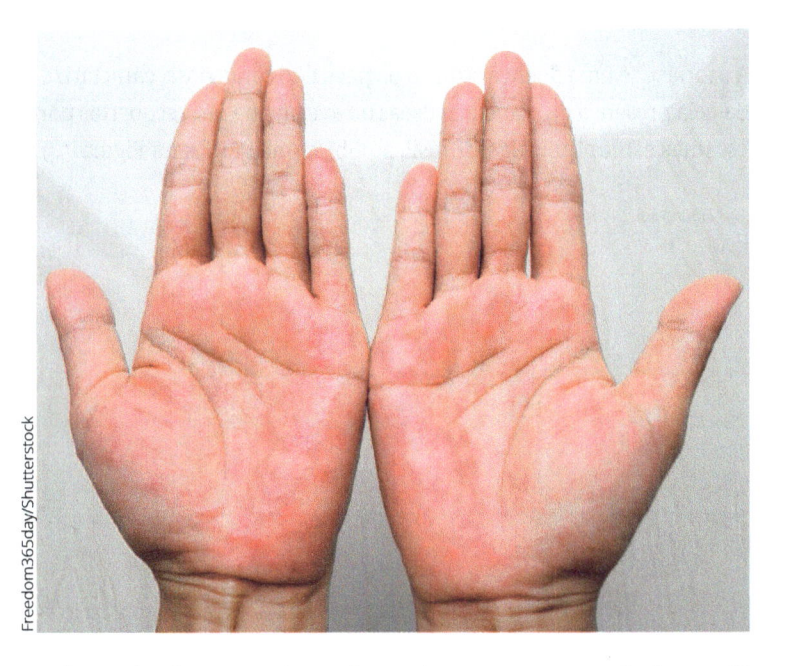

A dermatite de contato é uma das mais comuns, responsável por 10% dos atendimentos dermatológicos. Sua incidência não se restringe é determinada por faixa etária, etnia ou sexo (Martins; Reis, 2011). Os sintomas são variados, mas, comumente, vêm acompanhados de ardor e coceira, principalmente quando se trata da dermatite de contato do tipo alérgico (SBDe, 2024a).

A dermatite de contato irritativa é mais característica pelo ressecamento da pele, bem como pela abertura de fissuras (SBDe, 2024a).

O tratamento pode ser à base de cremes e pomadas, ou com o uso de fármacos injetáveis, dependendo do agravamento de quadro clínico do paciente (SBDe, 2024a).

5.4 Psoríase

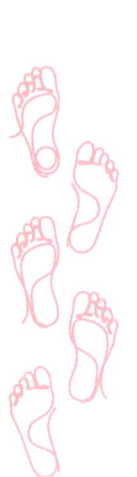

A psoríase "é uma doença crônica da pele, não contagiosa, caracterizada pela presença de manchas róseas ou avermelhadas, recobertas por escamas esbranquiçadas" (Brasil, 2016b), como vemos na Figura 5.9.

Figura 5.9
Psoríase

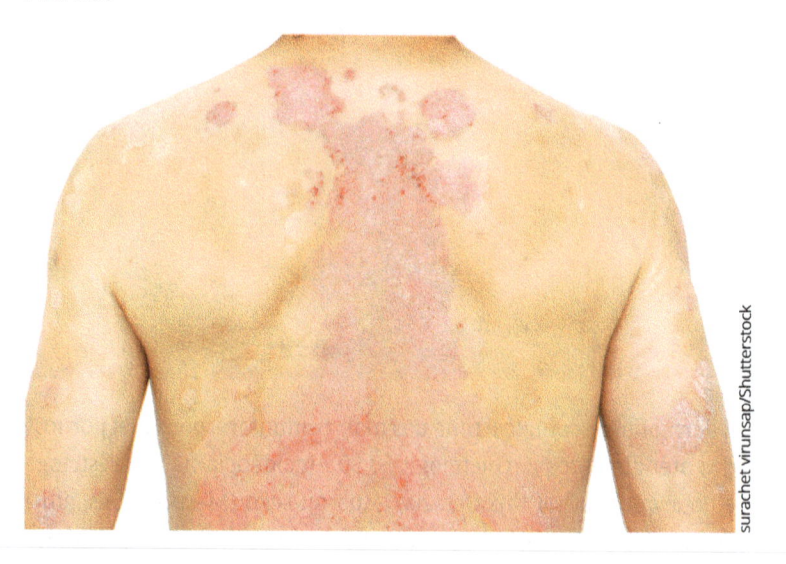

A etiologia não foi descoberta, mas acredita-se na relação da predisposição familiar (Brasil, 2016b).

A SBDe (2024d) corrobora a respeito da relação genética e explica que os fatores ambientais (contato com produtos químicos, físicos, queimadura solar, fatores emocionais, uso de drogas etc.) podem desencadear os sinais e sintomas. Ainda de acordo com a SBDe (2024d), a psoríase:

se desenvolve quando os linfócitos T (células responsáveis pela defesa do organismo) liberam substâncias inflamatórias que promovem dilatação dos vasos sanguíneos e dirigem outras células do sistema de defesa para pele, como neutrófilos. Este processo de ataque inflamatório à pele faz com que esta responda acelerando sua proliferação, o que resulta na descamação observada nas lesões. Normalmente, essa cadeia só é quebrada com tratamento.

Essa patologia tem a característica de ser inconstante, ou seja, aparecer e desaparecer periodicamente, e pode atingir as articulações, dando origem à artrite psoriásica.

De acordo com o Ministério da Saúde (Brasil, 2016b), há oito tipos de psoríase, os quais descrevemos a seguir:

1. **Psoríase vulgar**: Quando há lesões de tamanhos variados, delimitadas e avermelhadas, com escamas secas, aderentes, prateadas ou acinzentadas, que surgem no couro cabeludo, nos joelhos e nos cotovelos.
2. **Psoríase invertida**: Quando há lesões úmidas que, normalmente, surgem em áreas de dobras.
3. **Psoríase gutata**: Quando há lesões em formato de gota.
4. **Psoríase eritrodérmica**: Caracterizada como lesão generalizada, que acomete, no mínimo, 75% do corpo.
5. **Psoríase ungueal**: Quando surgem depressões puntiformes ou manchas amareladas, principalmente nas unhas das mãos.
6. **Psoríase artropática**: Quando acomete as articulações.
7. **Psoríase pustulosa**: Quando há lesões com pus nos pés e nas mãos.
8. **Psoríase palmo-plantar**: Quando as lesões aparecem como fissuras nas palmas das mãos e nas solas dos pés.

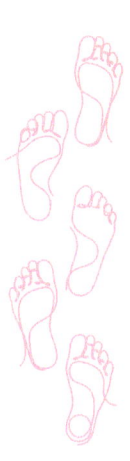

A Figura 5.10 ilustra exemplos de psoríase e suas principais características.

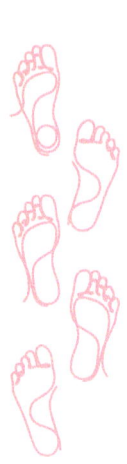

Figura 5.10
Tipos de psoríase e suas características

Lesões de couro cabeludo

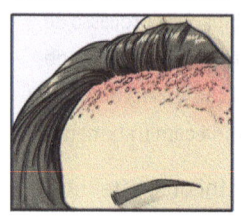

Inchaços e deformações das articulações

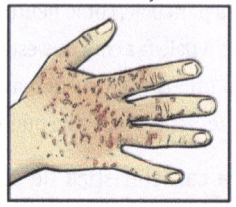

Descolamento, depressão e estrias nas unhas

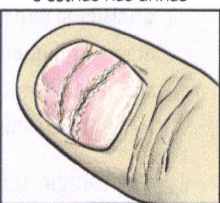

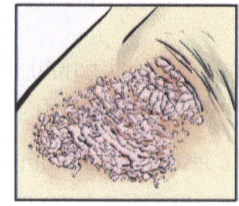

Placas avermelhadas e com escamas no corpo

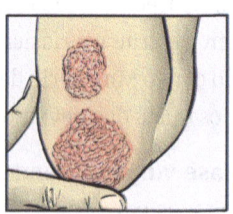

Placas avermelhadas com escamas nos cotovelos e joelhos

FONTE: SBDe, 2024d.

O tratamento para essa doença crônica envolve o uso de fármacos, que podem ser em formato de cremes e pomadas, para passar no corpo, ou outros para ingestão. Ações como hidratar e evitar exposição ao sol podem controlar casos leves e moderados (Brasil, 2016b).

5.5
Lesões esqueléticas e distúrbios tróficos

Embora o diabetes *mellitus* esteja bastante associado aos problemas vasculares, ele também está relacionado a uma grande variedade de manifestações musculoesqueléticas que surgem com a evolução da doença, da idade do paciente e do tempo que o indivíduo convive com o diabetes.

Na Tabela 5.1, listamos as doenças musculoesqueléticas associadas ao diabetes.

Quadro 5.1
Desordens musculoesqueléticas em diabetes *mellitus*

Complicações intrínsecas do DM	Aumento de incidência em DM	Associação possível
Síndrome da mobilidade articular reduzida	Doença de Dupuytren	Osteoartrite
Síndrome da mão rígida	Capsulite adesiva	Síndrome do túnel do carpo
Infartos musculares	Artropatia neuropática	
	Tenossinovite de flexores	
	Artrite séptica	
	DISH	
	Neuropatias diabéticas	

DISH: Diffuse Idiopathic Skeletal Hyperostosis
FONTE: Silva; Skare, 2012, p. 601.

A síndrome da mobilidade articular reduzida limita a mobilidade dos pés e das mãos e pode atingir as articulações dos tornozelos, ocasionando a rigidez e a atrofia da musculatura, além da "alteração na estrutura do colágeno, gerando hiperpressões plantares, o que acarreta alterações de equilíbrio, de marcha e, de forma mais grave, pode ocasionar ulcerações quando associada à neuropatia diabética" (Ulhoa et al., 2011, p. 100).

A síndrome da mão rígida (queiroartropatia diabética) atinge entre 38% e 58% das pessoas com diabetes *mellitus* tipo 1 (DM1) e entre 45% e 76% dos pacientes com o tipo 2 (DM2). Essa desordem inicia-se com alterações cutâneas que, com a evolução do quadro, deixam a pele rígida, provocando seu espessamento (Silva; Skare, 2012). O principal exame físico para constatá-la é pedir que o paciente faça o sinal da prece, ou seja, colocar as mãos espalmadas uma contra a outra, como ilustrado na Figura 5.11.

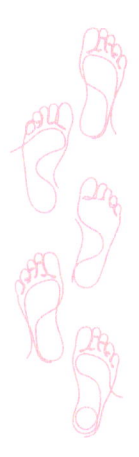

Patologias podológicas

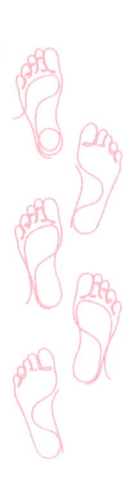

Silva e Skare (2012, p. 602) descrevem que "a incapacidade de opor uma mão espalmada à outra com os punhos em dorsiflexão" confirma o diagnóstico.

É possível também pedir que o paciente estenda a mão espalmada sobre uma mesa, técnica denominada *sinal do tampo da mesa*. O paciente com mobilidade reduzida não conseguirá encostar os dedos e a palma da mão na superfície.

Figura 5.11
Síndrome da mão rígida

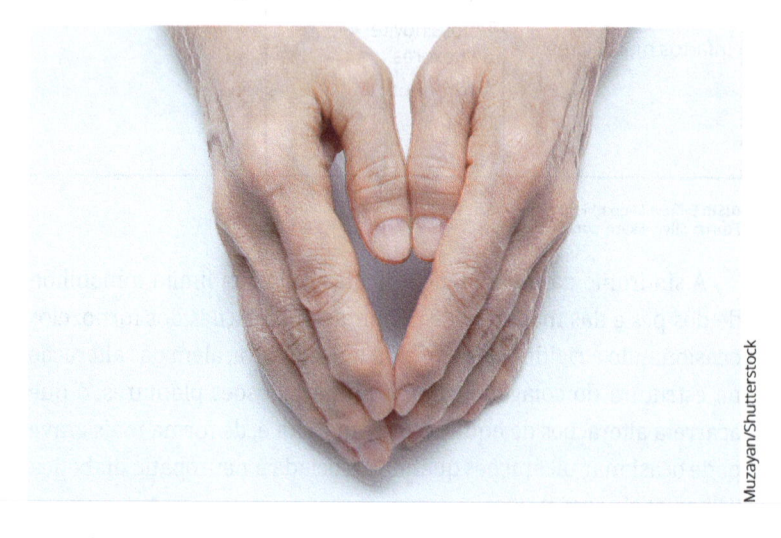

A doença de Dupuytren acomete entre 16% e 32% dos pacientes portadores de diabetes *mellitus*, com prevalência em pessoas do sexo masculino, idosas e que já convivam há bastante tempo com o diabetes (Silva; Skare, 2012).

Essa doença caracteriza-se pelo "espessamento da fáscia palmar, formação de nódulos palmares e digitais, espessamento e aderência da pele, formação de uma faixa pré-tendinosa e contratura em flexão dos dedos" (Silva; Skare, 2012, p. 603).

A incidência dos dedos em gatilho é bem superior entre as pessoas com diabetes, já que atinge entre 5% e 36% desses pacientes, enquanto, entre a população comum, esse percentual é de apenas 2%. Essa patologia provoca o travamento do dedo em flexão e/ou extensão, sendo mais comum acometer o polegar, o dedo médio ou o anelar. Essa condição provoca dor e limitação do movimento (Silva; Skare, 2012).

A síndrome do túnel do carpo é a mais comum entre as pessoas com diabetes, já que acomete um paciente a cada cinco. Sua incidência prevalece entre pessoas do sexo feminino, com sobrepeso e na faixa etária dos 41 aos 60 anos. Ela é definida como uma desordem clínica resultante da compressão do nervo mediano no punho. Essa condição provoca dormência, dor e parestesia na palma da mão, principalmente, no período noturno, momento em que esses sinais podem ser irradiados para o antebraço e, ocasionalmente, para o ombro (Silva; Skare, 2012).

Os testes de diagnóstico comumente utilizados são a manobra de Phalen, o teste de Tinel, descritos na Figura 5.12, e/ou, ainda, estudos eletrofisiológicos (Vasconcelos, 2013).

Figura 5.12
Testes diagnósticos para síndrome do túnel do carpo

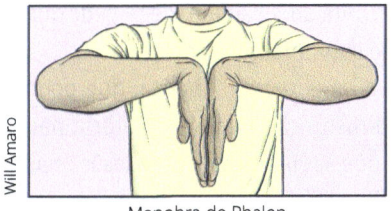

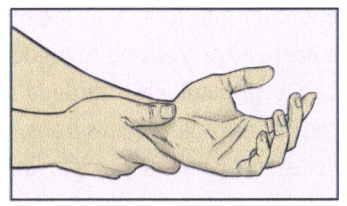

Manobra de Phalen — Teste de Tinel

O tratamento pode envolver uso de talas, analgésicos, aplicação de infiltrações com corticoides – embora não seja uma das melhores opções porque seus resultados são pouco duradouros – e, até mesmo, procedimentos cirúrgicos (Silva; Skare, 2012).

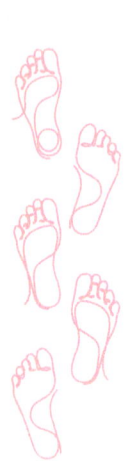

Para saber mais

As mudanças nas unhas podem ser o primeiro sinal de uma patologia, por isso é importante que o podólogo compreenda os mecanismos de ação das doenças para fornecer o tratamento mais adequado. Para aprofundar seus estudos sobre esse tema, sugerimos a leitura do livro *Patologias da unha*.

JUSTINO, C. A. de P.; JUSTINO, J. R.; BOMBONATO, A. M. **Patologias da unha**. São Paulo: Edição do autor, 2011.

Síntese

Neste capítulo, abordamos as alterações dermatológicas observadas em pessoas com diabetes, como pele seca, descamação e espessamento. Vimos que, quando essas alterações dermatológicas ocorrem em conjunto com sobrepeso, a probabilidade de lesões na pele desses pacientes aumenta. Como vimos, entre as principais lesões estão os calos e as calosidades, que podem resultar em fissuras, causando dor e desconforto.

Verificamos também que a neuropatia diabética, caracterizada pela perda de sensibilidade, é a principal razão de amputações de membros inferiores, uma vez que a falta de sensibilidade impede que o paciente perceba ou se preocupe com infecções em curso.

Outra patologia abordada foi a angiopatia diabética, que pode ser classificada em dois tipos: 1) a disfunção microcirculatória não oclusiva; e 2) a macroangiopatia, que se manifesta como lesões nas coronárias e na circulação arterial periférica.

O líquen ungueal, outra condição tratada neste capítulo, provoca alterações na raiz da unha, no leito ungueal e na região periungueal, podendo levar a danos irreversíveis, dependendo do grau de comprometimento e do avanço.

Por fim, apresentamos a síndrome da mobilidade articular reduzida, uma doença musculoesquelética que restringe a mobilidade das mãos e dos pés, bem como causa desequilíbrios de marcha. Em situações mais graves, essa condição pode levar a úlceras quando combinada com neuropatia diabética.

Questões para revisão

1] Quais são as dermatoses mais comuns em pessoas com diabetes? Indique sua prevalência e sua característica principal.

2] O ressecamento da pele da pessoa com diabetes costuma provocar calos e calosidades. Assinale a alternativa correta a respeito da classificação de calos e calosidades:

   a] Calo duro, calo mole, calo ventral, calo miliar, calo subungueal e periungueal, calo Millet.
   b] Calo duro, calo mole, calo dorsal, calo milenar, calo subungueal e periungueal, calo de Millet.
   c] Calo rígido, calo mole, calo dorsal, calo miliar, calo subungueal e periungueal, calo de Millet.
   d] Calo duro, calo flácido, calo dorsal, calo miliar, calo subungueal e periungueal, calo de Millet.
   e] Calo duro, calo mole, calo dorsal, calo miliar, calo subungueal e periungueal, calo de Millet.

3] *Angiopatia* é o nome dado às doenças que acometem os vasos sanguíneos. Explique os dois tipos de angiopatia.

4] Assinale a alternativa que **não** indica uma patologia associada ao líquen nas situações de agravamento do caso:

   a] Lúnula avermelhada.
   b] Manchas amarelas.
   c] Pontos na unha semelhante ao "dedal".
   d] Unha rugosa.
   e] Descolamento da unha na região próxima e abaixo da cutícula.

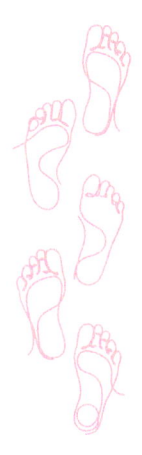

Patologias podológicas

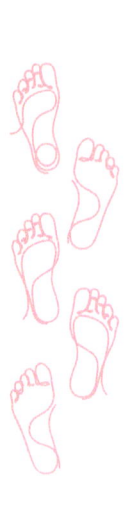

5] Existem oito tipos de psoríase, doença crônica da pele não contagiosa. Assinale a alternativa que indica a característica da psoríase ungueal:

a) Lesões em formato de gota.
b) Lesões de tamanhos variados, delimitadas e avermelhadas, com escamas secas, aderentes, prateadas ou acinzentadas.
c) Lesões que aparecem como fissuras
d) Depressões puntiformes ou manchas amareladas, principalmente nas unhas das mãos.
e) Lesões úmidas.

Questões para reflexão

1] Vimos, neste capítulo, que calos e calosidades comumente afetam a pessoa com diabetes. Planeje os cuidados que podem ser tomados para os pacientes com essa condição a fim de aliviar a dor.

2] O ressecamento da pele pode ser causado pelo fungo *Tinea pedis* e pode provocar fissuras e rachaduras, situação preocupante para pacientes com diabetes por se tornar uma potencial porta de entrada para infecções. Quais ações podem ser praticadas para evitar o aparecimento das fissuras e rachaduras?

3] Quais os fatores ambientais podem desencadear a psoríase e como é possível a sua prevenção?

Capítulo 6

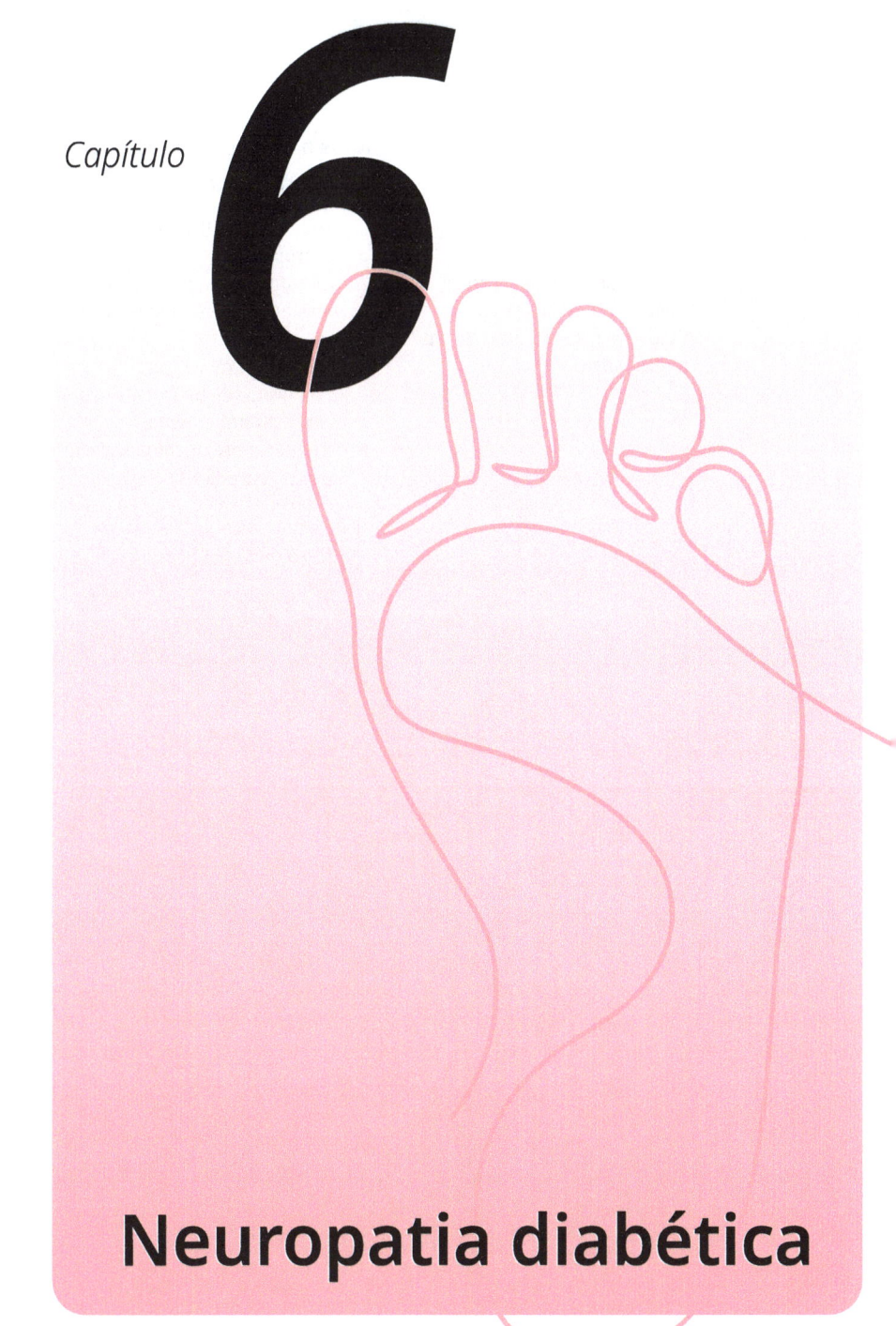

Neuropatia diabética

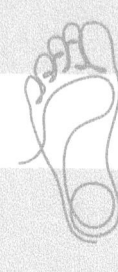

Conteúdos do capítulo

- Fisiopatologia e causas da neuropatia diabética.
- Diagnóstico e tratamento da neuropatia diabética.
- Cuidados necessários para o pé neuropático.

Após o estudo deste capítulo, você será capaz de:

1. caracterizar a fisiopatologia da neuropatia;
2. identificar as causas e indicar o tratamento adequado da neuropatia;
3. indicar os exames para diagnóstico de neuropatia e o seu encaminhamento;
4. orientar sobre os cuidados com os pés neuropáticos.

6.1 Fisiopatologia da neuropatia

Segundo Fernandes et al. (2001), a neuropatia diabética pode afetar o sistema nervoso autônomo e/ou o periférico e ocasionar considerável morbidade e mortalidade.

Vinik et al. (2007, p. 395) explicam que a neuropatia diabética é "uma desordem heterogênea que engloba uma ampla faixa de anormalidades, afetando o sistema sensorial e motor periférico tanto proximal quanto distal, bem como o sistema nervoso autonômico (SNA)".

Sua característica epidemiológica é determinada pelo tempo de convívio com o diabetes *mellitus* (DM), pela idade do paciente, pelo controle glicêmico insuficiente/insatisfatório, pelas doenças cardiovasculares e renais, além da presença de retinopatia. Os principais impactos da neuropatia diabética estão relacionados à redução de sobrevida, que pode ser três vezes maior nesses pacientes do que naqueles acometidos por diabetes sem comprometimento autonômico, e à elevação dos custos de assistência e cuidado na saúde pública (Vinik et al., 2007).

A primeira classificação de neuropatia diabética foi proposta por Leyden, em 1893. Posteriormente, outras classificações surgiram ao longo dos anos e, atualmente, a classificação mais aceita é a proposta por Dyck e Giannin, que faz a divisão em quatro grupos: 1) polineuropatia simétrica distal (imagem A na Figura 6.1); 2) radiculoplexopatias (imagem B); 3) neuropatias focais compressivas (imagem C); 4) neuropatia autonômica (imagem D) (Nascimento; Pupe; Cavalcanti, 2016).

Cada tipo representa diferentes padrões de manifestações clínicas, conforme ilustrado na Figura 6.1.

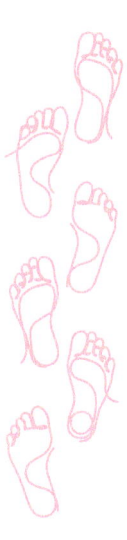

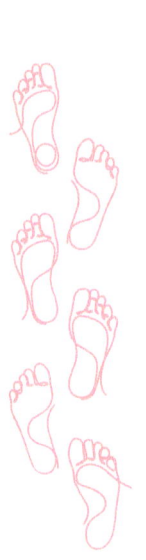

Figura 6.1
Diferentes tipos de manifestação clínica

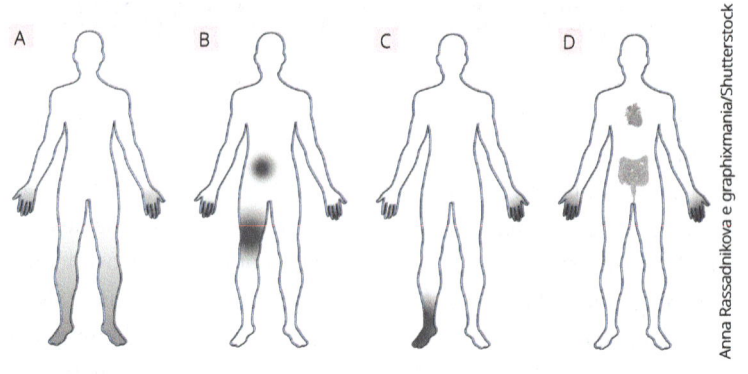

FONTE: Nascimento; Pupe; Cavalcanti, 2016, p. 47.

Como ilustrado na Figura 6.1, a polineuropatia simétrica distal (imagem A) pode atingir as pernas, os pés, os braços e as mãos. Como descreve Rubin (2022), ela

> é uma doença difusa dos nervos periféricos que não se restringe à distribuição de um único nervo ou membro e, tipicamente, é relativamente bilateralmente simétrica. Sempre devem ser realizados exames eletrodiagnósticos para classificar as estruturas nervosas envolvidas, distribuição e gravidade da doença e para direcionar a busca da causa subjacente. O tratamento é voltado à atenuação ou à remoção da causa subjacente.

O paciente diagnosticado com radiculoplexopatia (imagem B na Figura 6.1) apresentará dor na parte anterior da coxa, além de dores no tórax e na lombar. As radiculoplexopatias podem ser divididas entre radiculopatia lombossacra e radiculopatia toracoabdominal.

As manifestações clínicas da radiculopatia lombossacra iniciam-se com "lombalgia ou dor no quadril, irradiando para o membro inferior, como hiporreflexia patelar e/ou de Aquiles, sendo a dor mais intensa à noite" (Porto, 2019, p. 1195). Além disso, o paciente poderá apresentar uma diminuição de força da cintura pélvica e da coxa.

A radiculopatia toracoabdominal, por sua vez, "manifesta-se por fraqueza muscular abdominal, hipoestesia e hiperestesia cutânea de localização regional" (Porto, 2019, p. 1195).

Os relatos dos pacientes são de dores intensas, com sensação de choque, associadas a formigamento e queimação (Cassa, 2024).

As neuropatias focais compressivas (imagem C na Figura 6.1) caracterizam-se pela lesão em apenas um nervo e, comumente, são encontradas no punho dos pacientes, provocando a síndrome do túnel do carpo; no nervo ulnar no cotovelo; no fibular comum na cabeça da fíbula; e nos nervos plantares lateral e medial (Nascimento; Pupe; Cavalcanti, 2016).

Na neuropatia autonômica diabética (imagem D da Figura 6.1), as manifestações clínicas podem aparecer em diversos sistemas, como descrito na Figura 6.2.

Figura 6.2
Manifestação clínica em diversos sistemas

Cardiovascular
- Taquicardia; intolerância a exercícios; denervação cardíaca; hipotensão ortostática.

Gastrintestinal
- Disfunção esofagiana; gastroparesia diabética; diarreia; constipação; incontinência fecal.

Geniturinário
- Disfunção erétil; ejaculação retrógada; cistopatia; bexiga neurogênica.

Neurovascular
- Fluxo sanguíneo da pele deficiente; intolerância ao calor; transpiração gustatória; pele seca.

Metabólica
- Hipoglicemia insuspeita; hipoglicemia não responsiva; deficiência autonômica associada à hipoglicemia.

Pupilar
- Diâmetro reduzido da pupila adaptada ao escuro; pupila do tipo Argyll-Robertson.

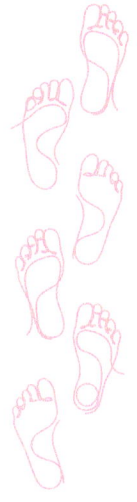

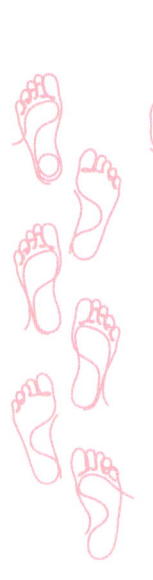

6.2 Causas e tratamento da neuropatia periférica

As causas da neuropatia periférica são decorrentes de "inflamação por lesões ou esforços repetitivos; diabetes; medicamentos, como estatinas, quimioterápicos citotóxicos, antimicrobianos e alcoolismo" (Altieri, 2017). Além disso, as causas podem ter origem "infecciosas, inflamatórias e paraneoplásicas, assim como neuropatias hereditárias" (Nascimento; Pupe; Cavalcanti, 2016, p. 49).

Kraychete e Sakata (2011) mencionam as causas da neuropatia periférica de acordo com a sua classificação. As neuropatias sensitivas de fibras finas, que estão relacionadas a alterações sensitivas e autonômicas, são ocasionadas por doenças como: diabetes *mellitus*, hanseníase, infecção por HIV, sarcoidose, amiloidose, mal de Tangier e doença de Fabry.

Já as "doenças desmielinizantes associadas à IgM monoclonal com atividade antiglicoproteína associada à mielina" (Kraychete; Sakata, 2011, p. 649) estão associadas às polineuropatias de fibras grossas.

Outros fatores que podem provocar o aparecimento de neuropatias são a intoxicação por produtos químicos, como chumbo e arsênico, bem como o alcoolismo e a intoxicação medicamentosa (Kraychete; Sakata, 2011).

Na Figura 6.3 são apresentadas essas classes.

Figura 6.3
Classes de medicamentos e agentes relacionados à neuropatia periférica

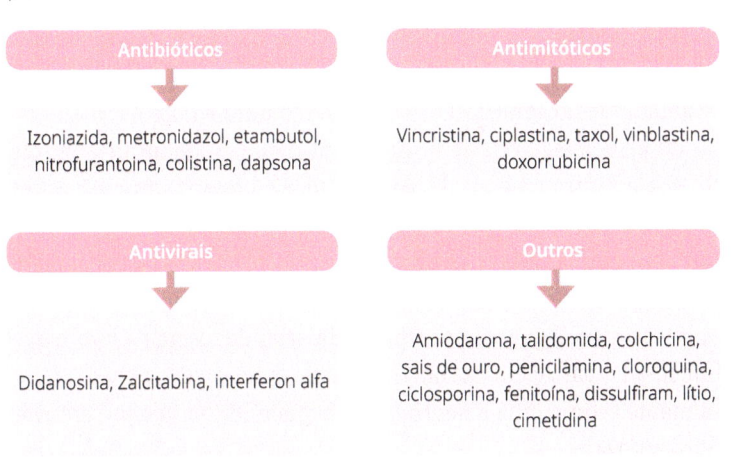

Antibióticos
Izoniazida, metronidazol, etambutol, nitrofurantoina, colistina, dapsona

Antimitóticos
Vincristina, ciplastina, taxol, vinblastina, doxorrubicina

Antivirais
Didanosina, Zalcitabina, interferon alfa

Outros
Amiodarona, talidomida, colchicina, sais de ouro, penicilamina, cloroquina, ciclosporina, fenitoína, dissulfiram, lítio, cimetidina

Fonte: Elaborado com base em Kraychete; Sakata, 2011.

Os sinais e sintomas da neuropatia são referidos como sensações de dormência, formigamento, desequilíbrio e quedas, choques, picadas e, principalmente, queimação. Distribuem-se nas extremidades dos membros inferiores, podendo evoluir para os membros superiores e, caracteristicamente, os pacientes relatam piora noturna. São sintomas brandos, porém podem ser intensos e incapacitantes (Nascimento; Pupe; Cavalcanti, 2016).

Já os sintomas sensitivos negativos (resposta reduzida a um determinado estímulo) são aqueles referidos como perda da sensibilidade no segmento envolvido (Nascimento; Pupe; Cavalcanti, 2016).

O tratamento dependerá do objetivo da terapêutica e do estágio da doença. A primeira opção é a busca pelo controle da glicemia, da pressão arterial, bem como pela educação em saúde para estimular hábitos mais saudáveis, evitando o sedentarismo, o etilismo e o tabagismo (Brasil, 2013).

Além dos cuidados com a saúde para melhorar e evitar a neuropatia, existem ainda tratamentos que visam tratar especificamente o nervo, a doença que está causando a lesão indiretamente e/ou a dor oriunda dessas lesões; ou somente buscar o alívio da dor (Nascimento; Pupe; Cavalcanti, 2016).

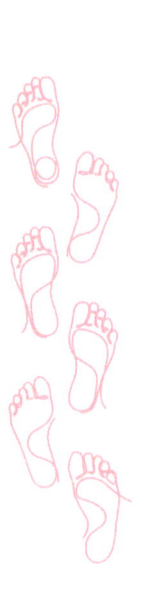

Normalmente, o tratamento inicial se dá por meio de medicamentos que levam, em média, duas ou três semanas para apresentar resultados e, no geral, seu uso ocasiona tontura e boca seca.

Os principais tipos de medicamentos que auxiliam no controle da dor e no tratamento da neuropatia são: a) anticonvulsivantes, que reduzem as atividades elétricas ou, ainda, buscam bloquear a dor por determinadas passagens nervosas; b) anestésicos, que agem reduzindo as atividades elétricas, o que ocasiona a redução da dor; c) antidepressivos, que visam estimular "partes do sistema nervoso que impedem a passagem das dores, além de atuar na depressão que geralmente acompanha a neuropatia ou qualquer dor na fase crônica" (Pfizer, 2024).

Existem ainda tratamentos baseados na medicina oriental, como a acupuntura, ou ainda com base em medicamentos tópicos, que são aplicados diretamente no local de dor, como pomadas, unguentos ou loções (Pfizer, 2024).

Rolim et al. (2022) apresentam um esquema, reproduzido na Figura 6.4, para manejo da neuropatia periférica diabética, que se inicia pela investigação da causa seguida do tratamento.

Figura 6.4
Esquema para manejo da neuropatia periférica diabética

Paciente com suspeita de neuropatia periférica diabética (NPD)

História e exame físico
- Avaliar o ECN/NDS, a intensidade de dor (EVA) e a funcionalidade.
- Excluir causas não DM: hemograma, B12, B6, enzimas hepáticas, lípides, eletroforeses de proteínas no soro, TSH, creatinina e microalbuminúria.
- Estabelecer metas realistas de tratamento: EVA com queda de 30-50% ou EVA <= 3/10.

Tratamento de base
Otimizar controle glicêmico, controle da pressão arterial, albuminúria, lípides e controle de peso.

Tratamento restaurador
ácido alfalipoico/fisioterapia/reposição

Tratamento sintomático
imipramina/amitriptilina/nortriptilina/duluxetina/venlaflaxina/gabapentina/pregabal

Reavaliar, em 4 semanas, a resposta em relação à dor (EVA), insônia e humor

Melhora completa
Manter tratamento

Melhora parcial
Queda de EVA > 30% e EVA > = 4/10
Aumentar doses ou associar fármaco com outro mecanismo de ação
- Resposta satisfatória
- Resposta inadequada ou parcial

Sem resposta: < 30% de queda de EVA: trocar por fármacos com outro mecanismo de ação
- Resposta satisfatória — Manter tratamento
- Sem resposta: < 30% EVA em doses máximas

Ao especialista: considerar tratamento não farmacológico: acupuntura/estimulação de medula espinhal/ terapia tópica associada

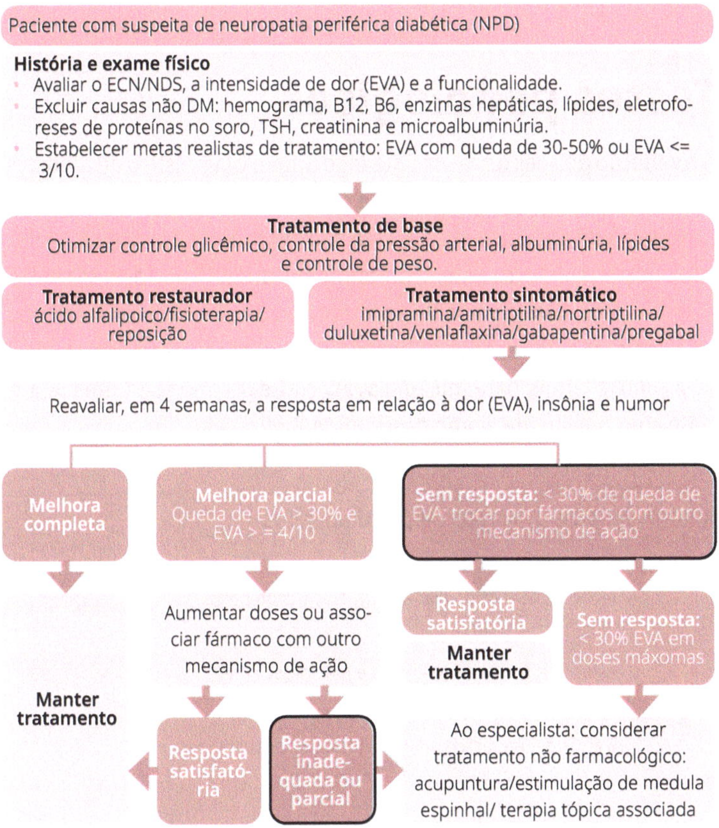

Fonte: Rolim et al., 2022.

Existem alguns casos em que ainda é possível intervir cirurgicamente diretamente no nervo afetado, na medula espinhal ou no cérebro. Obviamente, essa não é a primeira opção dos médicos, nem todos os pacientes podem ser submetidos a ela, uma vez que as pessoas com diabetes sofrem sérias restrições no processo de cicatrização.

Para determinar a causa e escolher o tratamento adequado, é preciso fazer exames de diagnósticos, alguns deles já tratados no

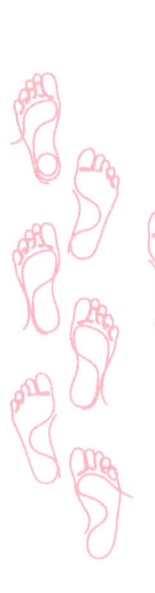

Capítulo 2 e que serão retomados, aqui, com mais detalhes, em razão de sua importância nos cuidados dos pés da pessoa com diabetes.

6.3
Testes podológicos

A avaliação dos pés deve ser feita logo após o diagnóstico de diabetes *mellitus* tipo 2 (DM2) e, no caso de diabetes tipo 1 (DM1), a avaliação deve ser feita até cinco anos após a sua descoberta. Iniciada a avaliação dos pés, ela deve ser feita anualmente, quando não apresentar fatores de risco. Caso o paciente apresente possíveis alterações, o tempo de verificação deve ser reduzido e aliado a outros exames e testes.

Como já vimos, para iniciar a avaliação, é preciso fazer uma anamnese com o paciente, como descrito na Figura 6.5.

Figura 6.5
Anamnese para avaliação de pés diabéticos

1. Tempo de doença do diabetes *mellitus* e controle glicêmico.
2. História de complicações micro e macrovasculares.
3. História de úlceras, de amputações ou *by-pass* em membros.
4. História de tabagismo.
5. Dor ou desconforto em membros inferiores.
6. Cuidados de higiene e proteção dos pés.
7. Qualidade da acuidade visual.

Fonte: Elaborado com base em Brasil, 2016c.

Tendo uma base do histórico do paciente, podemos aplicar alguns testes que permitirão verificar a sensibilidade dos pés deste e a possível presença de neuropatia (Brasil, 2016a).

Para identificar alterações de risco, é preciso que o profissional de saúde atente-se para a "integridade da pele, avaliar existência de deformidades musculoesqueléticas, examinar pulsos e pesquisar perda de sensibilidade nos pés" (Brasil, 2016a).

Assim, após a anamnese, o profissional de saúde deve verificar a anatomia dos pés, uma vez que a presença de neuropatia pode levar a deformidades, como aumento dos metatarsos, dedos em garra, dedos em martelo, joanetes e perda do arco plantar, conforme já mencionamos em capítulo anterior.

Avaliada a anatomia dos pés, precisamos verificar a hidratação, a coloração, a temperatura, a distribuição dos pelos e a integridade de unhas e pele.

O próximo passo é a aplicação de testes de sensibilidade por meio dos quais poderemos identificar ausência de sensação tátil, dolorosa-térmica, vibratória, além dos reflexos tendíneos e a avaliação da função motora (Brasil, 2016a).

Vamos iniciar descrevendo o teste de monofilamento de Semmes-Weinstem, com monofilamento de 10 gramas, que é um teste com boa relação custo-benefício e de fácil reprodutibilidade.

Iniciamos com a explicação do teste para o paciente, pedindo que ele se manifeste verbalmente sempre que sentir o contato do monofilamento com seu pé.

A aplicação deve ser perpendicular à superfície da pele, sem que o paciente veja o momento do toque; o monofilamento deve ser aplicado em quatro locais para verificação de sensibilidade (Brasil, 2016c), como ilustrado na Figura 6.6. Devemos aplicar o monofilamento com força suficiente até que ele se curve, mas sem escorregar sobre a pele, com duração aproximada entre um e dois segundos.

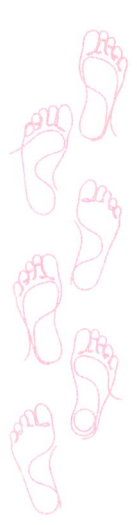

Podemos simular alguns toques e questionar o paciente sobre sua sensibilidade. A aplicação nos pontos destacados deve ocorrer pelo menos duas vezes, ou seja, serão dois toques verdadeiros e um falso. Só podemos considerar que a sensibilidade está preservada se a resposta for correta em, pelo menos, duas das três "aplicações" (Brasil, 2016c).

Figura 6.6
Monofilamento

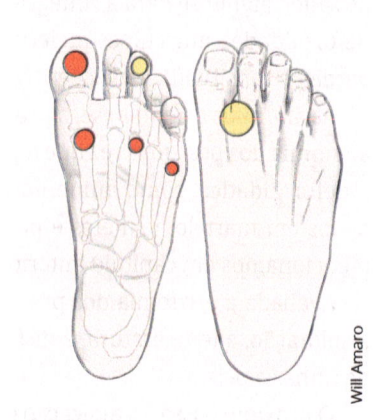

Fonte: Brasil, 2016c, p. 30.

Ressaltamos que os cuidados com o equipamento para esse teste são básicos e bem fáceis, uma vez que, mesmo não sendo descartável, não necessita de esterilização por autoclave. O equipamento deve ficar em repouso por 24 horas a cada 10 pacientes. Sua vida útil é longa, podendo chegar a 18 meses (Brasil, 2016c).

O segundo teste que descreveremos é a avaliação da sensibilidade vibratória com diapasão de 128 Hz. Como de costume, iniciamos com a explicação do teste e solicitamos que o paciente indique quando começar a sentir a vibração e quando deixar de senti-la, como descrito a seguir:

> 1º – Esclarecer o paciente sobre o teste. Solicitá-lo que informe quando começar e quando deixar de sentir a vibração.
>
> 2º – Segurar o cabo do diapasão com uma mão e aplicar sobre a palma da outra mão um golpe suficiente para produzir a vibração das hastes superiores.
>
> 3º – Aplicar a ponta do cabo do diapasão perpendicularmente e com pressão constante sobre a falange distal do hálux. A pessoa

examinada não deve ser capaz de ver se ou onde o examinador aplica o diapasão.

4º – Manter o cabo do diapasão até que a pessoa informe não sentir mais a vibração.

5º – Repetir a aplicação mais duas vezes, em ambos os pés, mas alternando-as com pelo menos uma aplicação "simulada" em que o diapasão não esteja vibrando.

6º – O teste é considerado anormal quando a pessoa perde a sensação da vibração enquanto o examinador ainda percebe o diapasão vibrando.

7º – A percepção da sensibilidade protetora está presente se duas respostas forem corretas das três aplicações.

8º – A percepção da sensibilidade protetora está ausente se duas respostas forem incorretas das três aplicações. (Brasil, 2016c, p. 31)

O próximo teste é o teste de aquileu, feito por meio da percussão com o martelo de reflexos aplicado no tendão, conforme ilustrado na Figura 6.7.

Figura 6.7
Avaliação do reflexo aquileu

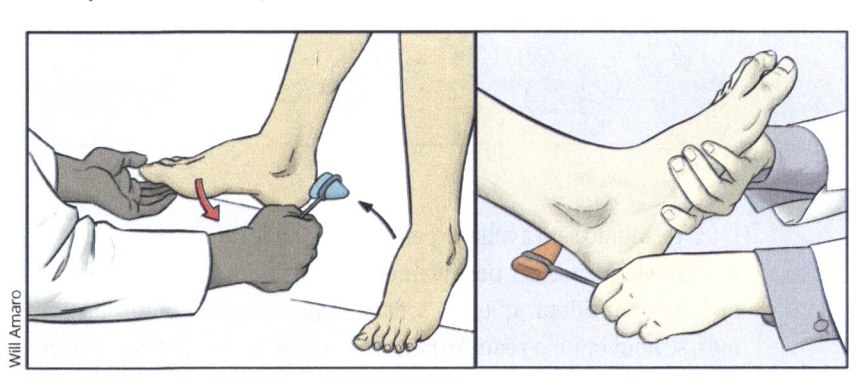

FONTE: Brasil, 2016c, p. 33.

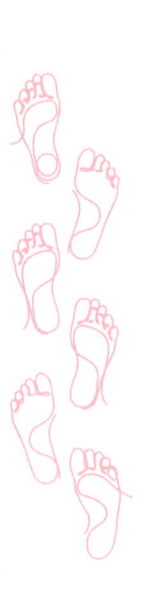

O teste inicia-se com a explanação para o paciente e o posicionamento dele (sentando-o com o pé pendente). Em seguida, aplicamos um golpe suave contra o tendão de Aquiles, ao qual o paciente deverá responder com a flexão plantar, causando uma percussão no tendão. Caso o paciente não tenha essa resposta, é um sinal de que ele pode estar acometido (Brasil, 2016c).

Existem outras opções sem a utilização de ferramentas, porém o ideal é a aplicação de monofilamento para identificação da perda de sensibilidade dos pés. Diante da impossibilidade do uso dessa ferramenta, podemos aplicar o teste por meio do toque (Ipswich Touch Test), forma que apresentou excelente resultado em comparação com o teste com monofilamento em estudos clínicos (Brasil, 2016c).

O Ipswich Touch Test é feito por meio do toque do profissional de saúde nos dedos dos pés do paciente. O teste inicia-se com o toque muito leve do dedo indicador no hálux, no terceiro e no quinto dedos de cada pé (Brasil, 2016a), conforme ilustra a Figura 6.8.

Figura 6.8
Teste de sensibilidade sem o uso de monofilamento

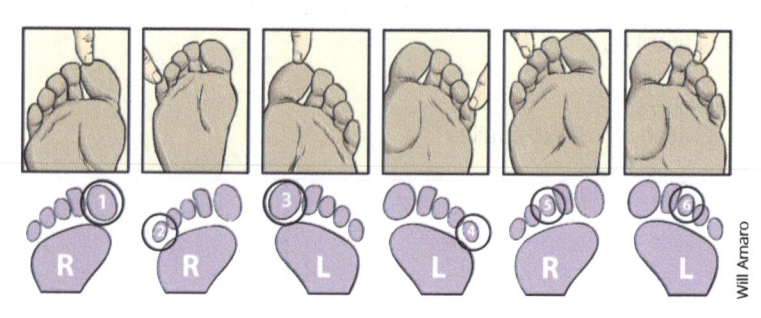

Fonte: Brasil, 2016a.

O resultado será avaliado pela sensibilidade do paciente ao toque, pois, se ele responder positivamente a cinco dos seis toques, então podemos considerar que sua sensibilidade não está comprometida; mas, se houver uma redução para dois ou três toques, é bem possível que haja comprometimento e, portanto, tem risco aumentado para ulceração (Brasil, 2016a).

Ressaltamos a importância da aplicação dos testes de verificação vascular, que envolvem a palpação dos pulsos pediosos e tibiais posteriores (Brasil, 2016a), conforme ilustrado na Figura 6.9.

Figura 6.9
Palpação dos pulsos pediosos (esquerda) e tibiais posteriores (direita)

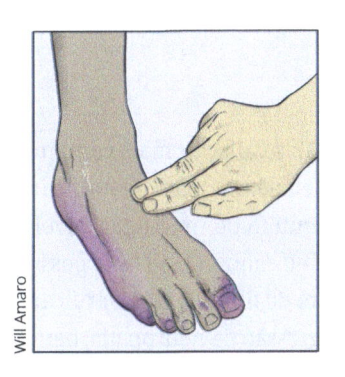

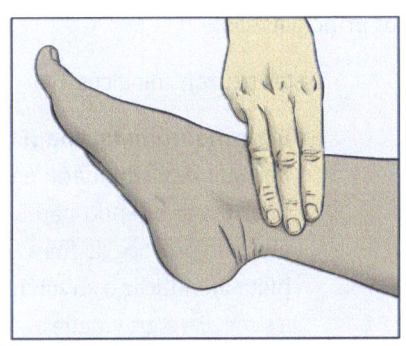

Constada a possibilidade de neuropatia, é importante encaminhar o paciente para novos exames e testes complementares (Brasil, 2016a), como veremos na próxima seção.

6.4
Exames para diagnóstico de neuropatia

As investigações clínica, laboratorial e neurológica são extremamente importantes para descobrirmos a causa e determinarmos o tratamento de forma adequada.

Passada a etapa de avaliação do histórico do paciente e dos testes podológicos, o ideal é passar para a investigação dos exames laboratoriais, como glicose, ureia e creatinina, para verificar a funcionalidade dos rins; para verificar vitaminas, a fim de determinar deficiências; para identificar se há distúrbios autoimunes; para verificar outras patologias, como herpes-zóster, doença de Lyme, HIV/Aids, citomegalovírus, vírus Epstein-Barr e sífilis; e para verificar a presença de metais no sangue, a fim de identificar possível envenenamento (Moore, 2017).

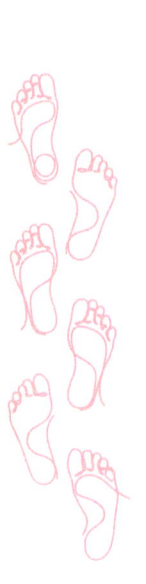

Além dos exames laboratoriais, existem testes não laboratoriais – neurofisiológicos, autonômicos e morfológicos – que auxiliam na busca de neuropatias. Segundo Nascimento, Pupe e Cavalcanti (2016), os principais são:

1. Testes neurofisiológicos:

    - **Eletroneuromiografia (ENMG):** Avaliação mais comum, por sua acessibilidade e sua eficiência para identificar neuropatia quando não há o intuito de investigar envolvimento precoce de fibras de fino calibre. Esse teste possibilita identificar o envolvimento de fibras largas, verificar a simetria, a gravidade e a progressão da neuropatia, bem como determinar se a condição é aguda ou crônica.
    - **Teste quantitativo de sensibilidade (QST):** Como é "utilizado para identificar e quantificar alterações sensitivas das modalidades térmica, dolorosa e vibratória em polineuropatias" (Nascimento; Pupe; Cavalcanti, 2016, p. 50), esse teste pode ser aplicado em diferentes locais, utilizando-se de estímulos térmicos. A aferição da temperatura deve ser iniciada quando o paciente indicar a sensação do estímulo e de dor. As vantagens desse método estão relacionadas à facilidade de aplicação e de execução, sem a necessidade de procedimento invasivo. Já a desvantagem diz respeito à colaboração e à variação do estado emocional do paciente, que pode ocasionar diferentes respostas.

- **Potencial evocado (*laser evoked potential stimulation* – Leps) e potencial evocado por contato ao calor (*contact heat evoked potential stimulation* – Cheps)**: Esses dois testes usam as respostas elétricas do sistema nervoso central a um estímulo externo. O primeiro teste pode causar lesões cutâneas nas áreas estimuladas pelo *laser*; o segundo é menos agressivo, permite a reprodução e não é invasivo.

2. Testes autonômicos:

    - Utilizados para verificar o acometimento de um nervo/fibras nervosas. Os principais testes dessa categoria são: o *tilt* teste, a manobra de Valsalva, o cálculo do intervalo R-R ao eletrocardiograma, a resposta cutânea simpática reflexa e o teste quantitativo do reflexo sudomotor.

3. Testes morfológicos:

    - **Biópsia de nervos periféricos**: Por ser um procedimento invasivo, requer pessoal especializado e capacitado para análise de lâminas. Esse exame não é mais tão indicado e utilizado quanto era antigamente. Atualmente, quando se opta pela biópsia, é realizada a biópsia fascicular de nervo sensitivo superficial, por ser menos lesiva.
    - **Biópsia de pele**: Possibilita a identificação de "fibras nervosas epidérmicas de pequeno calibre, sendo um instrumento útil no diagnóstico de neuropatias de fibras finas" (Nascimento; Pupe; Cavalcanti, 2016, p. 50).
    - **Microscopia confocal de córnea**: Possibilita avaliar a "caracterização e o padrão de distribuição das fibras nervosas em indivíduos saudáveis de ambos os gêneros e de diferentes idades" (Nascimento; Pupe; Cavalcanti, 2016, p. 50).

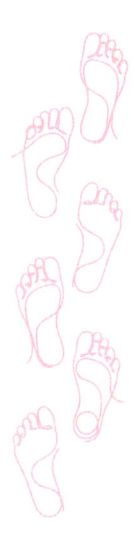

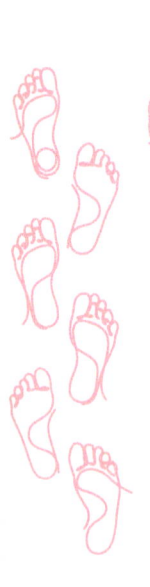

6.5 Cuidados com o pé neuropático

O cuidado com o pé neuropático deve ser, principalmente, de responsabilidade do próprio paciente, por isso a educação em saúde é tão necessária, como já destacamos.

Os profissionais de saúde devem sensibilizar os pacientes sobre a importância da avaliação diária dos pés em busca de rachaduras, calos, bolhas, feridas, frieira, além da verificação da coloração e da temperatura (Brasil, 2016a; 2016c), conforme ilustrado na Figura 6.10.

Figura 6.10
Avaliação diária

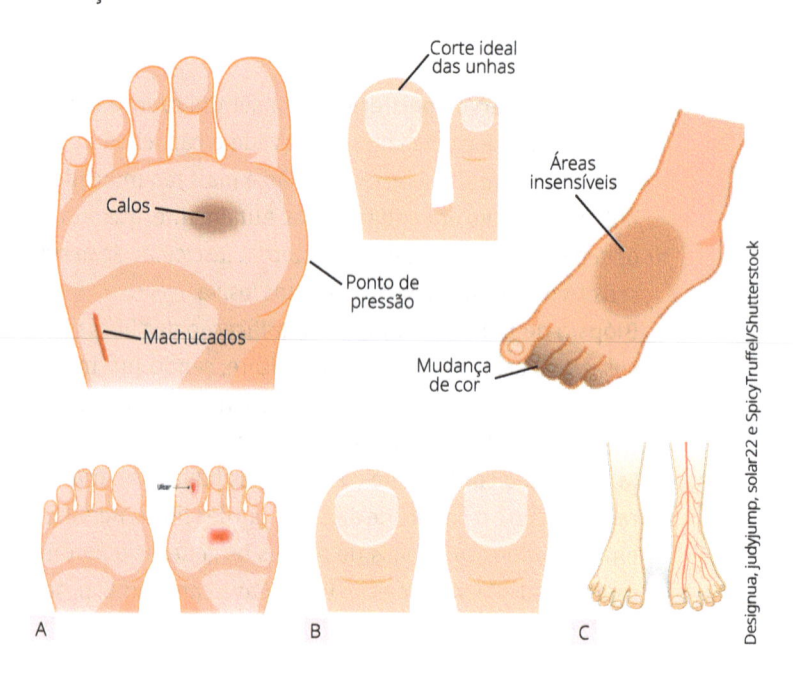

Como já afirmamos, muitas pessoas com diabetes estão acima do peso, por isso a verificação dos pés, principalmente da planta, torna-se um pouco difícil. Para esses casos, podemos indicar que o paciente faça isso com o uso de um espelho, pois assim poderá identificar a presença de rachaduras, feridas e demais alterações.

A sensibilidade pode ser verificada em casa, também pelo paciente, por meio da sensação de pisar diretamente no piso (o paciente deve ter a sensação de frio ou quente). A ausência da percepção de temperatura do piso indicará a possível presença de neuropatia (Brasil, 2016a; 2016c).

Nesse caso, é imprescindível que o paciente utilize água morna para lavar seus pés, utilizando sabonete neutro, bem como faça a secagem de forma efetiva, mas suave. O paciente deve ainda evitar o uso de bolsas de água quente e evitar andar descalço (Brasil, 2016a; 2016c).

É importante que o paciente busque manter seus pés hidratados, mas com cuidado, pois a umidade, principalmente entre os dedos, poderá ocasionar frieiras, uma porta para entrada para bactérias e futura infecção, como já apontamos. Assim, sugerimos que o paciente use hidratante nos pés com frequência, mas sem passá-lo entre os dedos (Brasil, 2016a; 2016c).

O cuidado com o corte das unhas também é fundamental, pois as pontinhas podem causar feridas e unha encravada. Devemos orientar o paciente a optar pelo corte reto, pois isso evita o encravamento nos cantos das unhas. Outros pontos que favorecem o cuidado são o uso de meias de algodão sem elástico e sem costuras; o uso de sapatos adequados, sem bico fino e sem salto, e com solado para proteção de impacto (Iamspe, 2014; Brasil, 2016c).

O *Manual de prevenção e cuidados com os pés diabéticos* (Iamspe, 2014, p. 8) traz uma série de exercícios que visam auxiliar na circulação, como vemos na Figura 6.11.

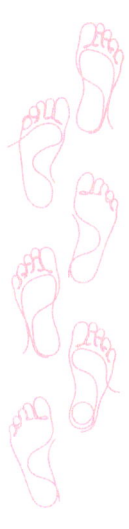

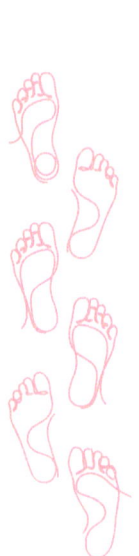

Figura 6.11
Exercícios para auxiliar na circulação

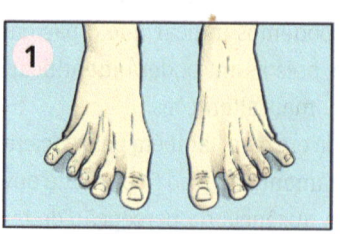

1. Abra e feche os dedos dos pés, auxiliando com as mãos quando necessário. Repita esse movimento por 3 séries de 15 vezes em cada pé.

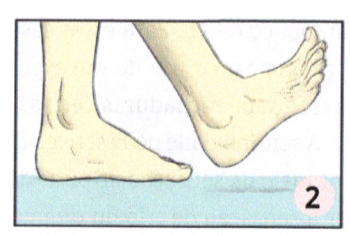

2. Aponte a ponta dos pés para cima e para baixo, mexendo assim seu tornozelo. Repita esse movimento por 3 séries de 15 vezes em cada pé.

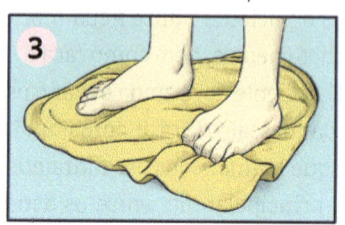

3. Com os pés em cima de um lençol, tente puxá-lo com os dedos. Repita esse movimento por 3 séries de 15 vezes em cada pé.

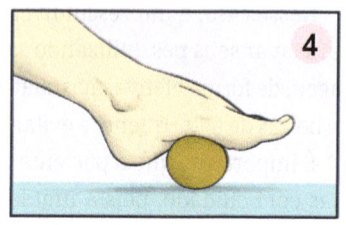

4. Role os pés sobre uma bolinha de tênis para alongar a fáscia plantar. Repita esse movimento por 3 séries de 15 vezes em cada pé.

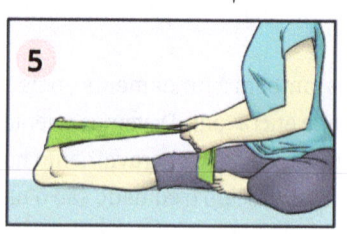

5. Aponte os pés para cima usando como auxílio um lençol. Traga-o para cima o máximo que conseguir. Você sentirá a panturrilha alongando. Segure nessa posição por 20 segundos.

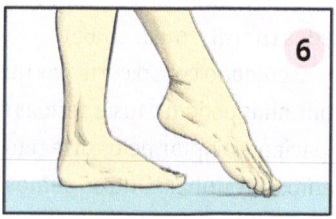

6. Aponte os pés para baixo o máximo que conseguir. Você sentirá a região dorsal dos pés alongando. Segure nessa posição por 20 segundos.

Fonte: Elaborado com base em Iamspe, 2014, p. 8.

Além disso, é preciso atentarmos para o sobrepeso, pois ele sobrecarrega os pés, razão por que a prática de exercícios físicos é sempre indicada e essencial.

Para saber mais

Para aprofundar os estudos deste capítulo, sugerimos a leitura da página 42 do *Manual do pé diabético: estratégias para o cuidado da pessoa com doença crônica*, que trata a respeito da neuropatia diabética e indica orientações gerais para os cuidados diários.

Brasil. Ministério da Saúde. Secretaria de Atenção à Saúde. Departamento de Atenção Básica. **Manual do pé diabético**: estratégias para o cuidado da pessoa com doença crônica. Brasília, 2016. Disponível em: <https://www.as.saude.ms.gov.br/wp-content/uploads/2016/06/manual_do_pe_diabetico.pdf>. Acesso em: 10 jun. 2024.

Síntese

Neste capítulo, vimos que a neuropatia diabética está classificada em quatro tipos: polineuropatia simétrica distal, radiculoplexopatias, neuropatias focais compressivas e neuropatia autonômica, com diferentes padrões de manifestações clínicas.

Apresentamos os fatores que podem provocar o aparecimento dessas neuropatias e revimos testes e exames que auxiliam no diagnóstico da doença para a correta orientação quanto ao tratamento mais adequado.

Destacamos também a importância da educação em saúde, pois orientar o paciente sobre os cuidados que ele deve ter com os pés é essencial para evitar uma possível complicação.

Questões para revisão

1] Classificada em quatro grupos, a neuropatia diabética pode afetar o sistema nervoso autônomo e/ou o periférico e ocasionar consideráveis morbidade e mortalidade. Analise as denominações a seguir e indique verdadeiro (V) ou falso (F) como classificação de neuropatia:

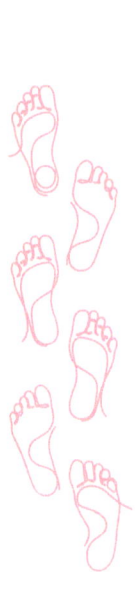

[ ] Polineuropatia simétrica distal.
[ ] Polineuropatia simétrica proximal.
[ ] Radiculoplexopatias.
[ ] Neuropatias focais compressivas.
[ ] Neuropatia autonômia.

Agora, assinale a alternativa que apresenta a sequência correta:

a) V, F, V, V, V.
b) V, V, V, V, V.
c) F, V, V, V, V.
d) F, F, F, F, F.
e) V, V, F, V, V.

2) Durante a avaliação dos pés, são necessários alguns testes de sensibilidade que poderão indicar alguns achados clínicos. Assinale a alternativa que indica corretamente o teste que avalia a sensibilidade superficial e a profunda, respectivamente:

a) Monofilamento e sensibilidade de temperatura.
b) Superfilamento e sensibilidade vibratória.
c) Monofilamento e puntipressão.
d) Monofilamento e sensibilidade vibratória.
e) Teste da agulha e sensibilidade vibratória.

3) O Ipswich Touch Test é feito por meio do toque do profissional de saúde nos dedos dos pés do paciente. O teste inicia-se com toques muito leve, respectivamente, nos seguintes dedos:

a) Indicador no hálux, no terceiro dedo e no quinto dedo de cada pé.
b) Indicador no hálux, no segundo dedo e no quarto dedo de cada pé.
c) Indicador no hálux, no terceiro dedo e no quarto dedo de cada pé.

d) Indicador no hálux, no segundo dedo e no quinto dedo de cada pé.
  e) Indicador no hálux, no segundo dedo e no terceiro dedo de cada pé.

4) Na aplicação de teste vascular, essencial nas neuropatias, é necessário palpar quais pulsos?

5) Além dos testes laboratoriais, existem aqueles não laboratoriais que auxiliam na busca de neuropatia. Cite ao menos três desses testes.

Questões para reflexão

1) Quais são as quatro principais formas clínicas de manifestação da polineuropatia simétrica distal?

2) Quais itens devem ser investigados na anamnese para avaliação de pés diabéticos?

3) Elabore um plano de cuidados para orientar o paciente com neuropatia diabética.

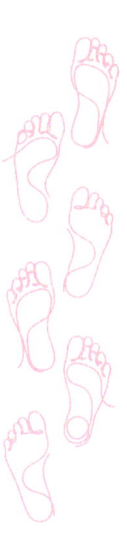

Considerações finais

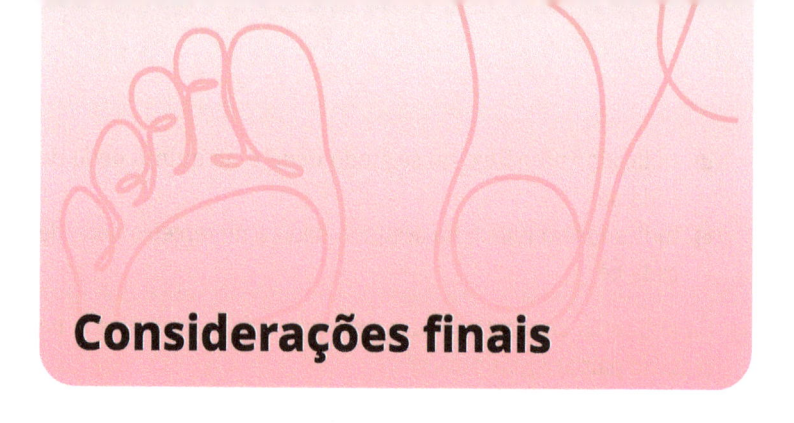

É possível considerar que o diabetes *mellitus* (DM) é uma condição que gera sérios desafios à saúde pública no Brasil, pois ocasiona diversas complicações graves, como a ulceração e a amputação de extremidades, as quais têm um impacto significativo tanto na qualidade de vida dos pacientes quanto nos custos socioeconômicos.

A elevada incidência de lesões nos pés e a prevalência de neuropatia periférica entre as pessoas com diabetes ressaltam a importância de uma abordagem preventiva, que deve incluir a compreensão aprofundada da fisiologia do DM, uma avaliação clínica minuciosa e o tratamento adequado das alterações identificadas.

Como ressaltamos ao longo desta obra, a atenção às unhas e à saúde podológica em geral é crucial, considerando seu papel tanto na proteção física quanto na estética.

A identificação precoce e o manejo adequado das complicações podem prevenir amputações e melhorar a qualidade de vida dos indivíduos afetados, reforçando a necessidade de um cuidado integrado e contínuo para os pacientes com diabetes.

Grande parte do que diz respeito à prevenção é de responsabilidade não apenas da pessoa com diabetes, mas também dos profissionais de saúde que o acompanham. Por essa razão, desejamos que o estudo desta obra tenha colaborado com sua formação profissional e auxilie-o nos cuidados com as pessoas com diabetes.

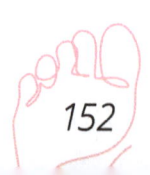

Lista de siglas

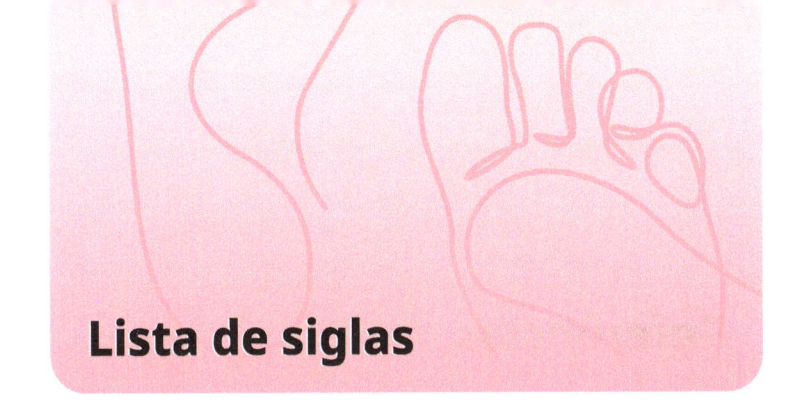

ADA	American Diabetes Association
AVC	Acidente vascular cerebral
DAP	Doença arterial periférica
DCNT	Doença crônica não transmissível
DISH	*Diffuse Idiopathic Skeletal Hyperostosis*
DM	Diabetes *mellitus*
DMG	Diabetes gestacional
ENMG	Eletroneuromiografia
HSC	Hipersensibilidade de contato
LPU	Líquen plano ungueal
NAC	Neuroartropatia de Charcot
NP	Neuropatia periférica
OMS	Organização Mundial da Saúde
PSP	Perda de sensibilidade protetora dos pés
QST	Teste quantitativo de sensibilidade
Rename	Relação Nacional de Medicamentos Essenciais
SBDe	Sociedade Brasileira de Dermatologia
SBDi	Sociedade Brasileira de Diabetes
Sobest	Associação Brasileira de Estomaterapia
SUA	Síndrome da unha amarela
VHS	Velocidade de hemossedimentação

Referências

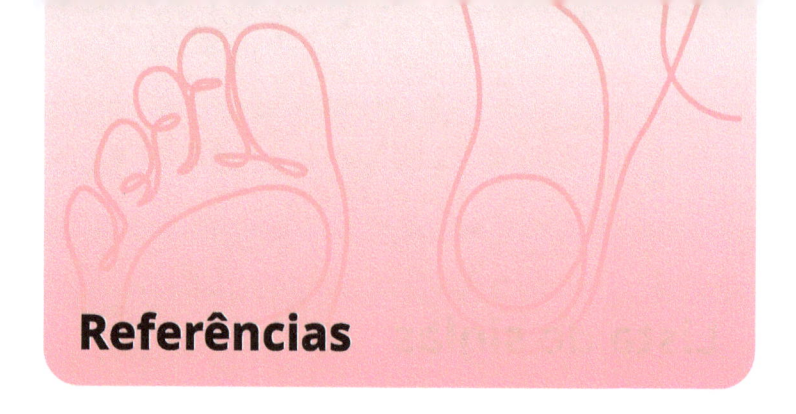

ADA – American Diabetes Association. Diagnosis and Classification of Diabetes Mellitus. **Diabetes Care**, v. 37, n. 1, p. 81-90, Jan. 2014. Disponível em: <https://diabetesjournals.org/care/article/37/Supplement_1/S81/37753/Diagnosis-and-Classification-of-Diabetes-Mellitus>. Acesso em: 10 jun. 2024.

AHLQVIST, E. et al. Novel Subgroups of Adult-Onset Diabetes and their Association with Outcomes: a Data-Driven Cluster Analysis of Six Variables. **The Lancet Diabetes & Endocrinology**, v. 6, n. 5, p. 361-369, May 2018. Disponível em: <https://www.sciencedirect.com/science/article/abs/pii/S2213858718300512>. Acesso em: 10 jun. 2024.

ALTIERI, C. E. Neuropatia periférica causa perda da sensibilidade e formigamento. **Blog do Hospital Sírio-Libanês**, 22 maio 2017. Disponível em: <https://hospitalsiriolibanes.org.br/blog/neurologia/neuropatia-periferica-causa-perda-da-sensibilidade-e-formigamento>. Acesso em: 10 jun. 2024.

AMERICAN DIABETES ASSOCIATION. Diagnosis and Classification of diabetes mellitus. **Diabetes Care**, v. 37, n. 1, p. S81-90, jan. 2014. Disponível em: <https://diabetesjournals.org/care/article/37/Supplement_1/S81/37753/Diagnosis-and-Classification-of-Diabetes-Mellitus>. Acesso em: 10 jun. 2024.

ANTUNES, D. N. **Onicomicoses por fungos emergentes**. 49 f. Monografia (Especialização em Microbiologia) – Universidade Federal de Minas

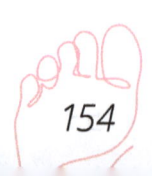

Gerais, Belo Horizonte, 2013. Disponível em: <https://repositorio.ufmg.br/handle/1843/BUOS-9MKGXU>. Acesso em: 30 abr. 2024.

BANDEIRA, M. A. et al. **Cuidado às pessoas acometidas pela neuroartropatia de Charcot**: orientações para profissionais de saúde. São Paulo: Gpet; Sobest, 2020. Disponível em: <https://sobest.com.br/wp-content/uploads/2021/03/Cuidados-a%CC%80s-Pessoas-acometidas-pela-Neuroartropatia-de-Charcot.pdf>. Acesso em: 10 jun. 2024.

BAKKER, K.; SCHAPER, N. C. The Development of Global Consensus Guidelines on the Management of the Diabetic Foot 2011. **Diabetes Metabolism Research and Reviews**, v. 28, suppl. 1, p. 116-118, Feb. 2012. Disponível em: <https://onlinelibrary.wiley.com/doi/epdf/10.1002/dmrr.2254>. Acesso em: 10 jun. 2024.

BEGA, A.; LAROSA, P. R. R. **Podologia**: bases clínicas e anatômicas. São Paulo: Martinari, 2010.

BOAVENTURA, G. Anatomia e fisiologia das unhas. **Cosmética em foco**, 27 abr. 2016. Disponível em: <https://cosmeticaemfoco.com.br/artigos/um-pouco-sobre-a-fisiologia-das-unhas/>. Acesso em: 10 jun. 2024.

BOELL, J. E. W.; RIBEIRO, R. M.; SILVA, D. M. G. V. Fatores de risco para o desencadeamento do pé diabético. **Revista Eletrônica de Enfermagem**, v. 16, n. 2, p. 386-393, abr./jun. 2014. Disponível em: <https://revistas.ufg.br/fen/article/view/20460/17255>. Acesso em: 10 jun. 2024.

BOLOGNIA, J. L. et al. **Dermatologia essencial**. São Paulo: GEN Guanabara Koogan, 2015.

BOULTON, A. J. M. et al. Comprehensive Foot Examination and Risk Assessment: a Report of the Task Force [...]. **Diabetes Care**, v. 31, n. 8, Aug. 2008. Disponível em: <https://www.ncbi.nlm.nih.gov/pmc/articles/PMC2494620/pdf/1679.pdf>. Acesso em: 10 jun. 2024.

BOZA, J. C. et al. Manifestações dermatológicas da obesidade. **Revista do Hospital das Clínicas de Porto Alegre**, v. 30, n. 1, p. 55-62, abr. 2010. Disponível em: <https://seer.ufrgs.br/index.php/hcpa/article/view/12020/7466>. Acesso em: 10 jun. 2024.

BRANDÃO NETO, R. A. Hipoglicemia em pacientes com diabetes *mellitus*. **Medicina Net**, 3 nov. 2016. Disponível em: <https://www.

medicinanet.com.br/conteudos/revisoes/6604/hipoglicemia_em_pacientes_com_diabetes_mellitus.htm>. Acesso em: 10 jun. 2024.

BRASIL. Ministério da Saúde. 26/6: Dia Nacional do Diabetes. **Biblioteca Virtual em Saúde**. Disponível em: <https://bvsms.saude.gov.br/26-6-dia-nacional-do-diabetes/>. Acesso em: 10 jun. 2024a.

BRASIL. Ministério da Saúde. Como avaliar os pés dos pacientes diabéticos? É indispensável usar monofilamento para testar sensibilidade? **Biblioteca Virtual em Saúde**, 23 jun. 2016a. Disponível em: <https://aps-repo.bvs.br/aps/como-avaliar-os-pes-dos-pacientes-diabeticos-e-indispensavel-usar-monofilamento-para-testar-sensibilidade/>. Acesso em: 10 jun. 2024.

BRASIL. Ministério da Saúde. Diabetes. **Biblioteca Virtual em Saúde**, jun. 2009. Disponível em: <https://bvsms.saude.gov.br/diabetes/>. Acesso em: 10 jun. 2024.

BRASIL. Ministério da Saúde. Pé diabético. **Biblioteca Virtual em Saúde**, ago. 2015. Disponível em: <https://bvsms.saude.gov.br/pe-diabetico-3/>. Acesso em: 10 jun. 2024.

BRASIL. Ministério da Saúde. Psoríase. **Biblioteca Virtual em Saúde**, jan. 2016b. Disponível em: <https://bvsms.saude.gov.br/psoriase/>. Acesso em: 10 jun. 2024.

BRASIL. Ministério da Saúde. Secretaria de Atenção à Saúde. Departamento de Atenção Básica. **Estratégias para o cuidado da pessoa com doença crônica**: diabetes *mellitus*. Brasília, 2013. (Cadernos de Atenção Básica, n. 36). Disponível em: <https://bvsms.saude.gov.br/bvs/publicacoes/estrategias_cuidado_pessoa_diabetes_mellitus_cab36.pdf>. Acesso em: 10 jun. 2024.

BRASIL. Ministério da Saúde. Secretaria de Atenção à Saúde. Departamento de Atenção Básica. **Manual do pé diabético**: estratégias para o cuidado da pessoa com doença crônica. Brasília, 2016c. Disponível em: <https://www.as.saude.ms.gov.br/wp-content/uploads/2016/06/manual_do_pe_diabetico.pdf>. Acesso em: 10 jun. 2024.

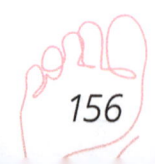

BRASIL. Ministério da Saúde. Secretaria de Ciência, Tecnologia, Inovação e Insumos Estratégicos. Departamento de Gestão e Incorporação de Tecnologias e Inovação em Saúde. **Protocolo clínico e diretrizes terapêuticas do diabete melito tipo 2**. nov. 2020. Disponível em: <https://www.gov.br/conitec/pt-br/midias/protocolos/resumidos/pcdt_resumido_diabete-melito_tipo2.pdf>. Acesso em: 10 jun. 2024.

BRASIL. Ministério da Saúde. Secretaria de Políticas de Saúde. Departamento de Ações Programáticas Estratégicas. **Plano de reorganização da atenção à hipertensão arterial e ao diabetes mellitus**: hipertensão arterial e diabetes mellitus. Brasília, 2001. (Série C. Projetos, Programas e Relatórios; n. 59). Disponível em: <https://bvsms.saude.gov.br/bvs/publicacoes/miolo2002.pdf>. Acesso em: 10 jun. 2024.

BRASIL. Ministério da Saúde. Secretaria de Vigilância em Saúde e Ambiente. Departamento de Análise Epidemiológica e Vigilância de Doenças Não Transmissíveis. **Vigitel Brasil 2023**: vigilância de fatores de risco e proteção para doenças crônicas [...]. Brasília, 2023. Disponível em: <https://www.gov.br/saude/pt-br/centrais-de-conteudo/publicacoes/svsa/vigitel/vigitel-brasil-2023-vigilancia-de-fatores-de-risco-e-protecao-para-doencas-cronicas-por-inquerito-telefonico >. Acesso em: 10 jun. 2024.

BRASIL. Ministério da Saúde. Secretaria de Vigilância em Saúde. Departamento de Análise em Saúde e Vigilância de Doenças Não Transmissíveis. **Plano de ações estratégicas para o enfrentamento das doenças crônicas e agravos não transmissíveis no Brasil 2021-2030**. Brasília, 2021. Disponível em: <https://www.gov.br/saude/pt-br/centrais-de-conteudo/publicacoes/svsa/doencas-cronicas-nao-transmissiveis-dcnt/09-plano-de-dant-2022_2030.pdf>. Acesso em: 10 jun. 2024.

CAMPOS, L. O. et al. Dor neuropática: perspectivas atuais e desafios futuros. **Brazilian Journal of Development**, v. 9, n. 3, p. 9691-9704, mar. 2023. Disponível em: <https://ojs.brazilianjournals.com.br/ojs/index.php/BRJD/article/view/57846/42211>. Acesso em: 10 jun. 2024.

CAMPOS, L. R.; PULCHERI, L. B.; ZEITEL, R. S. Linha de Beau. **Residência Pediátrica**, v. 5, n. 3, p. 116-117, 2015. Disponível em: <https://cdn.publisher.gn1.link/residenciapediatrica.com.br/pdf/v5n3a03.pdf>. Acesso em: 10 jun. 2024.

CANTO, A. M. et al. Líquen plano oral (LPO): diagnóstico clínico e complementar. **Anais Brasileiros de Dermatologia**, v. 85, n. 5, p. 669-675, 2010. Disponível em: <https://www.scielo.br/j/abd/a/3HPq5z8Gdjsp4PgjQRwmLZP/?format=pdf>. Acesso em: 10 jun. 2024.

CARVALHEIRA, J. B. C.; ZECCHIN, H. G.; SAAD, M. J. A. Vias de sinalização da insulina. **Arquivos Brasileiros de Endocrinologia e Metabologia**, v. 46, n. 4, ago. 2002. Disponível em: <https://www.scielo.br/j/abem/a/RpxWg3ZnBgR39nXW8zdQxHb/?format=pdf&lang=pt>. Acesso em: 10 jun. 2024.

CASSA, E. Neuropatia multifocal: diabetes *mellitus*. **Nervo, músculo e dor**. Disponível em: <http://nervomusculoedor.com.br/neuropatia-multifocal-diabetes-mellitus>. Acesso em: 10 jun. 2024.

COSTANZO, L. S. **Fisiologia**. Tradução de Cláudia Lúcia Caetano de Araújo. 7. ed. Rio de Janeiro: Guanabara Koogan, 2024.

CUBAS, M. R. et al. Pé diabético: orientações e conhecimento sobre cuidados preventivos. **Fisioterapia em Movimento**, v. 26, n. 3, p. 647-655, jul./set. 2013. Disponível em: <https://www.scielo.br/j/fm/a/53WdYvfKFMtgKRMPByXGH3q/?format=pdf&lang=pt>. Acesso em: 10 jun. 2024.

DEL POSSO, J. Q. Doenças da unha. Tradução de Soraya Imon de Oliveira. **MedicinaNet**. 29 set. 2020. Disponível em: <https://www.medicinanet.com.br/conteudos/acp-medicine/6100/doencas_da_unha.htm>. Acesso em: 10 jun. 2024.

DE LUCCIA, N. **Doença vascular e diabetes**. Jornal Vascular Brasileiro, v. 2, n. 1, p. 49-60, 2003. Disponível em: <https://www.jvascbras.org/article/5e220c820e8825467d6d0102/pdf/jvb-2-1-49.pdf>. Acesso em: 10 jun. 2024.

DUARTE, M. M. S. et al. Avaliação do pé diabético na atenção primária. **Revista Educação em Saúde**, v. 7, suplemento 3, 2019. Disponível em: <https://revistas.unievangelica.edu.br/index.php/educacaoemsaude/article/view/4213>. Acesso em: 15 ago. 2024.

DUARTE, N.; GONÇALVES, A. Pé diabético. **Angiologia e Cirurgia Vascular**, v. 7, n. 2, p. 65-79, jun. 2011. Disponível em: <https://scielo.pt/pdf/ang/v7n2/v7n2a02.pdf>. Acesso em: 10 jun. 2024.

FERNANDES, S. R. C. et al. Neuropatia periférica dolorosa no diabetes *mellitus*: atualização terapêutica. **Revista Neurociências**, v. 9, n. 3, p. 97-102, 2001. Disponível em: <https://periodicos.unifesp.br/index.php/neurociencias/article/view/8912/7583>. Acesso em: 10 jun. 2024.

FERREIRA, R. C. Pé diabético: Parte 1 – úlceras e infecções. **Revista Brasileira de Ortopedia**, v. 55, n. 4, p. 389-396, 2020a. Disponível em: <https://www.scielo.br/j/rbort/a/w9c9DrGkYXKPwMws7JQ9LJM/?lang=pt&format=pdf>. Acesso em: 10 jun. 2024.

FERREIRA, R. C. Pé diabético: Parte 2 – neuroartropatia de Charcot. **Revista Brasileira de Ortopedia**, v. 55, n. 4, p. 397-403, 2020b. Disponível em: <https://www.scielo.br/j/rbort/a/mHtzCbQVp754mcbLF7FQnzv/?lang=pt&format=pdf>. Acesso em: 10 jun. 2024.

FOSS, N. T. et al. Dermatoses em pacientes com diabetes *mellitus*. **Revista de Saúde Pública**, v. 39, n. 4, p. 677-682, ago. 2005. Disponível em: <https://www.scielo.br/j/rsp/a/JKsVGHssxbgrkcsZmPstjJF/?format=pdf&lang=pt>. Acesso em: 10 jun. 2024.

FRANGIE, C. M. et al. **Milady cosmetologia**: ciências gerais, da pele e das unhas. São Paulo: Cengage, 2016.

GIURINI, J. M. O pé diabético: estratégias para tratamento e prevenção de ulcerações. In: KAHN, C. R. et al. **Joslin**: diabetes melito. 14 ed. Porto Alegre: Artmed, 2009. p. 1123-1134.

GRUPO DE TRABALHO INTERNACIONAL SOBRE PÉ DIABÉTICO. **Consenso Internacional sobre Pé Diabético**. Tradução de Ana Claudia de Andrade e Hermelinda Cordeiro Pedrosa. Brasília: Secretaria de Estado de Saúde do Distrito Federal, 2001. Disponível em: <http://189.28.128.100/dab/docs/publicacoes/geral/conce_inter_pediabetico.pdf>. Acesso em: 10 jun. 2024.

GRUPO SANTA CASA BH. **Diabetes mellitus: manual do exame dos pés**. Belo Horizonte: Instituto de Ensino e Pesquisa da Santa Casa de Belo Horizonte, 2016. Disponível em: <https://faculdadesantacasabh.org.br/wp-content/uploads/2019/11/MANUAL-DO-EXAME-DOS-PES-2016.pdf>. Acesso: em: 10 jun. 2024

HUSNI, M. E.; KROOP, S. F.; SIMON, L. S. Manifestações articulares e ósseas do diabetes melito. In: KAHN, C. R. et al. **Joslin**: diabetes melito. 14. ed. Porto Alegre: Artmed, 2009. p. 1073-1080.

IAMSPE – Instituto de Assistência Médica ao Servidor Público Estadual. **Manual de prevenção e cuidados com os pés diabéticos**. São Paulo, 2014. Disponível em: <http://www.iamspe.sp.gov.br/wp-content/uploads/2017/01/cartilha-pe-diabetico.pdf>. Acesso em: 10 jun. 2024.

IDF – International Diabetes Federation. **Diabetes Atlas**. 7. ed. 2015. Disponível em: <https://diabetesatlas.org/idfawp/resource-files/2012/07/IDF_diabetes_atlas_seventh_edition_en.pdf>. Acesso em: 10 jun. 2024.

IDF – International Diabetes Federation. **Diabetes Atlas**. 10. ed. 2021. Disponível em: <https://profissional.diabetes.org.br/wp-content/uploads/2022/02/IDF_Atlas_10th_Edition_2021-.pdf>. Acesso em: 10 jun. 2024.

JUSTINO, C. A. de P.; JUSTINO, J. R.; BOMBONATO, A. M. Patologias da unha. São Paulo: Edição do Autor, 2011.

KRAYCHETE, D. C.; SAKATA, R. K. Neuropatias periféricas dolorosas. **Revista Brasileira de Anestesiologia**, v. 61, n. 5, p. 641-658, set./out. 2011. Disponível em: <https://www.scielo.br/j/rba/a/SnQgHmxmvPS8XdF-3G7BKc3P/?format=pdf&lang=pt>. Acesso em: 10 jun. 2024.

LEME, J. A. M. Afeções ungueais na população geriátrica. 52 f. Dissertação (Mestrado em Dermatologia) – Faculdade de Medicina da Universidade de Coimbra, Coimbra, 2015. Disponível em: <https://estudogeral.uc.pt/handle/10316/34235>. Acesso em: 10 jun. 2024.

LIRA, J. A. C. et al. Avaliação do risco de ulceração nos pés em pessoas com diabetes *mellitus* na atenção primária. **Revista Mineira de Enfermagem**, v. 24, p. e-1327, 2020. Disponível em: <http://www.revenf.bvs.br/pdf/reme/v24/1415-2762-reme-24-e-1327.pdf>. Acesso em: 10 jun. 2024.

LOUREIRO, W. R. Doença das unhas. **MedicinaNet**. Disponível em: <https://www.medicinanet.com.br/conteudos/revisoes/1431/doenca_das_unhas.htm>. Acesso em: 10 jun. 2024.

LUCOVEIS, M. L. S. et al. Grau de risco para úlceras nos pés por diabetes: avaliação de enfermagem. **Revista Brasileira de Enfermagem**, v. 71, n. 6, p. 3217-3223, 2018. Disponível em: <https://www.scielo.br/j/

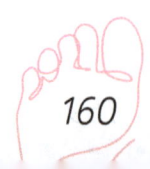

reben/a/KLDfLGgh9zQhgJzbWvf9SWq/?format=pdf&lang=pt>. Acesso em: 10 jun. 2024.

MACIEL, R.; MELO, A. C.; CARVALHO, E. B. Síndrome da unha amarela. **Jornal Brasileiro de Pneumologia**, v. 31, n. 4, p. 470-473, 2005. Disponível em: <https://www.scielo.br/j/jbpneu/a/GzD6kzFjCGYjkfcGx66JCFq/?format=pdf&lang=pt>. Acesso em: 10 jun. 2024.

MALERBI, D. A.; FRANCO, L. J. Multicenter Study of the Prevalence of Diabetes Mellitus and Impaired Glucose Tolerance in the Urban Brazilian Population Aged 30–69 Yr. **Diabetes Care**, v. 15, n. 11, p. 1509-1516, Nov. 1992. Disponível em: <https://diabetesjournals.org/care/article/15/11/1509/21204/Multicenter-Study-of-the-Prevalence-of-Diabetes>. Acesso em: 10 jun. 2024.

MARTINEZ, M. A. R. et al. Alterações ungueais nos pacientes portadores de insuficiência renal crônica em hemodiálise. **Anais Brasileiros de Dermatologia**, v. 85, n. 3, p. 318-323, 2010. Disponível em: <https://www.scielo.br/j/abd/a/R9wSsczK5W6XYbvYmkjy85k/?format=pdf>. Acesso em: 10 jun. 2024.

MARTINS, F. S. M. **Mecanismos de ação da insulina.** Seminário (Disciplina Bioquímica do Tecido Animal) – Programa de Pós-Graduação em Ciências Veterinárias, Universidade Federal do Rio Grande do Sul, 2016. Disponível em: <https://www.ufrgs.br/lacvet/site/wp-content/uploads/2016/07/mecanismo_a%C3%A7ao_insulinaSavio.pdf>. Acesso em: 10 jun. 2024.

MARTINS, L. E. A. M.; REIS, V. M. S. Imunopatologia da dermatite de contato alérgica. **Anais Brasileiros de Dermatologia**, v. 86, n. 3, p. 419-433, 2011. Disponível em: <https://www.scielo.br/j/abd/a/rkVPJqdYr4CYfyfFzBLhkKD/?format=pdf>. Acesso em: 10 jun. 2024.

MARTINS, M. A. et al. **Semiologia da criança e do adolescente**. Rio de Janeiro: MedBook, 2010.

MENDES, A. L.; HADDAD JÚNIOR, V. Caso para diagnóstico. **Anais Brasileiros de Dermatologia**, v. 82, n. 1, p. 94-96, 2007. Disponível em: <https://www.scielo.br/j/abd/a/X7JdFZhm6JRBts3Hkd8RfVG/?format=pdf&lang=pt>. Acesso em: 10 jun. 2024.

MILECH, A. et al. **Diretrizes da Sociedade Brasileira de Diabetes (2015-2016)**. São Paulo: A. C. Farmacêutica, 2016. Disponível em: <https://edisciplinas.usp.br/pluginfile.php/2494325/mod_resource/content/2/DIRETRIZES-SBD-2015-2016.pdf>. Acesso em: 10 jun. 2024.

MINELLI, L. et al. Diabetes *mellitus* e afecções cutâneas. **Anais Brasileiros de Dermatologia**, v. 78, n. 6, p. 735-747, nov./dez. 2003. Disponível em: <https://www.scielo.br/j/abd/a/H3pdnqrjXFR6Sh54LxdbMLP/?format=pdf&lang=pt>. Acesso em: 10 jun. 2024.

MOORE, W. **Neuropatia**. 2017. Disponível em: <https://labtestsonline.org.br/conditions/neuropatia>. Acesso em: 10 jun. 2024.

MÜNTER, C. et al. **Úlceras do pé diabético**: prevenção e tratamento – um guia rápido da Coloplast. 2013. Disponível em: <https://www.coloplast.com.br/Documents/Brazil/CPWSC_Guia_DFU_A5_d9.pdf>. Acesso em: 10 jun. 2024.

NASCIMENTO, O. J. M.; PUPE, C. C. B.; CAVALCANTI, E. B. U. Neuropatia diabética. **Revista Dor**, v. 17, n. 1, p. 46-51, 2016. Disponível em: <https://www.scielo.br/j/rdor/a/dfMvHLrCg5zrC5J5FjWDKwF/?format=pdf&lang=pt>. Acesso em: 10 jun. 2024.

NEGREIROS, K. S. E.; COSTA, O. M. **A importância da avaliação do pé em diabéticos para prevenção de lesões, úlceras e amputações**. 17 f. Trabalho de Conclusão de Curso (Especialização em Saúde da Família e Comunidade) – Universidade Federal do Piauí, Teresina, 2018. Disponível em: <https://ares.unasus.gov.br/acervo/html/ARES/14658/1/07%20KALINE.pdf>. Acesso em: 10 jun. 2024.

OCHOA-VIGO, K.; PACE, A. E. Pé diabético: estratégias para prevenção. **Acta Paulista de Enfermagem**, v. 18, n. 1, p. 100-109, mar. 2005. Disponível em: <https://www.scielo.br/j/ape/a/WtHy6WBRPCvbg8CPVPjRxXh/?format=pdf&lang=pt>. Acesso em: 10 jun. 2024.

OLIVEIRA, S. K. P. Cuidados com os pés: o que o enfermeiro deve orientar e a pessoa com diabetes precisa saber? **Sociedade Brasileira de Diabetes**. Disponível em: <https://diabetes.org.br/cuidados-com-os-pes-o-que-o-enfermeiro-deve-orientar-e-a-pessoa-com-diabetes-precisa-saber/>. Acesso em: 10 jun. 2024

PARANÁ. Secretaria de Estado da Saúde do Paraná. Superintendência de Atenção à Saúde. **Linha guia de diabetes** *mellitus*. Curitiba, 2018. Disponível em: <https://mallet.pr.gov.br/uploads/pagina/arquivos/Linha-Guia-de-Diabetes-Mellitus.pdf>. Acesso em: 10 jun. 2024.

PARISI, M. C. R. Úlceras no pé diabético. In: JORGE, S. A.; DANTAS, S. R. P. E. **Abordagem multiprofissional do tratamento de feridas**. São Paulo: Atheneu, 2003. p. 279-286.

PELLIZZARI, A. C. et al. Dermatofitoses. **Acta médica**, v. 34, n. 6, 2013. Disponível em: <https://docs.bvsalud.org/biblioref/2018/03/880204/dermatofitoses.pdf>. Acesso em: 10 jun. 2024.

PEREIRA, C. de Q. M. **Identificação de espécies e fungos causadores de onicomicoses em idosos institucionalizados** [...]. 87 f. Dissertação (Mestrado em Ciências) – Universidade de São Paulo, São Paulo, 2012. Disponível em: <https://www.teses.usp.br/teses/disponiveis/5/5133/tde-27072012-135045/publico/CarolinaQueirozMoreiraPereira.pdf>. Acesso em: 10 jun. 2024.

PFIZER. **Dor neuropática**. Disponível em: <https://www.pfizer.com.br/sua-saude/dor-e-inflamacao/dor-neuropatica>. Acesso em: 10 jun. 2024.

PINHEIRO, A. Pé de Charcot: uma visão actual da neuroartropatia de Charcot. **Revista Portuguesa de Ortopedia e Traumatologia**, v. 22, n. 1, p. 24-33, 2014. Disponível em: <https://repositorio.chporto.pt/bitstream/10400.16/1742/1/P%C3%A9%20de%20Charcot.pdf>. Acesso em: 10 jun. 2024.

PORTO, C. C. **Semiologia médica**. 8. ed. Rio de Janeiro: Guanabara Koogan, 2019.

RODACKI, M. et al. Classificação do diabetes. **Diretriz Oficial da Sociedade Brasileira de Diabetes**, 14 dez. 2023. Disponível em: <https://diretriz.diabetes.org.br/classificacao-do-diabetes/?pdf=2436>. Acesso em: 10 jun. 2024.

RODRIGUES FILHO, O. S.; ARANDA, M. A. **Repercussões neurológicas do diabetes** *mellitus*. 2016. Disponível em: <https://cienciasecognicao.org/neuroemdebate/arquivos/3067>. Acesso em: 4 ago. 2022.

ROLIM, L. C. et al. **Diagnóstico e tratamento da neuropatia periférica diabética**. Diretriz Oficial da Sociedade Brasileira de Diabetes 2022.

Disponível em: <https://diretriz.diabetes.org.br/prevencao-diagnostico-e-tratamento-da-neuropatia-periferica-diabetica/#tratamento-1>. Acesso em: 10 jun. 2024.

ROSSI, W. R.; ROSSI, F. L.; FONSECA FILHO, F. F. Pé diabético: tratamento das úlceras plantares com gesso de contato total e análise dos fatores que interferem no tempo de cicatrização. **Revista Brasileira de Ortopedia**, v. 40, n. 3, p. 89-97, mar. 2005. Disponível em: <https://cdn.publisher.gn1.link/rbo.org.br/pdf/40-2/2005_mar_03.pdf>. Acesso em: 10 jun. 2024.

RUARO, A. **Avaliação dermatológica das alterações ungueais em pacientes com alopecia areata**. 43 f. Monografia (Especialização em Dermatologia) – Universidade Federal do Paraná, Curitiba, 2014. Disponível em: <https://acervodigital.ufpr.br/xmlui/bitstream/handle/1884/49503/R%20-%20E%20-%20ANELISA%20RUARO.pdf?sequence=1&isAllowed=y>. Acesso em: 10 jun. 2024.

RUBIN, M. Polineuropatia. **Manual MSD**, abr. 2022. Disponível em: <https://www.msdmanuals.com/pt-br/profissional/distúrbios-neurológicos/distúrbios-do-sistema-nervoso-periférico-e-da-unidade-motora/polineuropatia>. Acesso em: 10 jun. 2024.

SACCO, I. C. N. et al. Diagnóstico e prevenção de úlceras no pé diabético. **Diretriz Oficial da Sociedade Brasileira de Diabetes**. 2023. Disponível em: <https://diretriz.diabetes.org.br/diagnostico-e-prevencao-de-ulceras-no-pe-diabetico/?pdf=8887>. Acesso em: 10 jun. 2024.

SBACV – Sociedade Brasileira de Angiologia e de Cirurgia Vascular. **Brasil bate recorde de amputações de pés e pernas em decorrência do diabetes**. 20 set. 2023. Disponível em: <https://sbacv.org.br/brasil-bate-recorde-de-amputacoes-de-pes-e-pernas-em-decorrencia-do-diabetes/>. Acesso em: 10 jun. 2024.

SBDe – Sociedade Brasileira de Dermatologia. **Dermatite de contato**. Disponível em: <https://www.sbd.org.br/doencas/dermatite-de-contato/>. Acesso em: 10 jun. 2024a.

SBDe – Sociedade Brasileira de Dermatologia. **Líquen.** Disponível em: <https://www.sbd.org.br/doencas/liquen/>. Acesso em: 10 jun. 2024b.

SBDe – Sociedade Brasileira de Dermatologia. **Neuropatia diabética**. 2021. Disponível em: <https://diabetes.org.br/neuropatia-diabetica/>. Acesso em: 10 jun. 2024.

SBDe – Sociedade Brasileira de Dermatologia. **Onicomicose**. Disponível em :<https://www.sbd.org.br/doencas/onicomicose/>. Acesso em: 10 jun. 2024c.

SBDe – Sociedade Brasileira de Dermatologia. **Psoríase**. Disponível em: <https://www.sbd.org.br/doencas/psoriase/>. Acesso em: 10 jun. 2024d.

SBDi – Sociedade Brasileira de Diabetes. **Diretriz Oficial da Sociedade Brasileira de Diabetes 2023**. fev. 2023. Disponível em: <https://diretriz.diabetes.org.br/>. Acesso em: 10 jun. 2024.

SBP – Sociedade Brasileira de Pediatria. Departamento Científico de Dermatologia. Departamento Científico de Infectologia. **Síndrome Mão-Pé-Boca**. set. 2019. Disponível em: <https://www.sbp.com.br/fileadmin/user_upload/_22039d-DocCient_-_Sindrome_Mao-Pe-Boca.pdf>. Acesso em: 10 jun. 2024.

SILVA, C. A. M. et al. Pé diabético e avaliação do risco de ulceração. **Referência – Revista de Enfermagem**, v. 4, n. 1, p. 153-161, fev./mar. 2014. Disponível em: <https://www.redalyc.org/pdf/3882/388239971010.pdf>. Acesso em: 10 jun. 2024.

SILVA, M. B. G.; SKARE, T. L. Manifestações musculoesqueléticas em diabetes mellitus. **Revista Brasileira de Reumatologia**, v. 52, n. 4, p. 594-609, jul. 2012. Disponível em: <https://www.scielo.br/j/rbr/a/CSTMRpJf8dfjrsHPMqzXKMQ/?format=pdf&lang=pt>. Acesso em: 10 jun. 2024.

SILVA, P. S. et al. Grau de risco do pé diabético na atenção primária à saúde. **Revista da Enfermagem da UFSM**, v. 10, n. 78, p. 1-16, 2020. Disponível em: <https://www.researchgate.net/publication/346873023_Grau_de_risco_do_pe_diabetico_na_atencao_primaria_a_saude>. Acesso em: 10 jun. 2024.

SIMÃO, D.; SANTOS, L. P. F. **Podologia**. Porto Alegre: Sagah, 2018.

TRINDADE, S. H. K. **Túnel do carpo**: aspectos anatômicos e semiológicos. 4 jun. 2020. Slides de aula do curso de Medicina da Universidade de São Paulo, Campus Bauru. Disponível em: <https://edisciplinas.usp.br/mod/resource/view.php?id=2955762&forceview=1>. Acesso em: 10 jun. 2024.

TSCHIEDEL, B. Complicações crônicas do diabetes. **Jornal Brasileiro de Medicina**, v. 102, n. 5, set./out. 2014. Disponível em: <http://files.bvs.br/upload/S/0047-2077/2014/v102n5/a4502.pdf >. Acesso em: 10 jun. 2024.

UBER, M. **Análise de características clínicas e microscópicas das unhas de crianças e adolescentes portadores de psoríase**. 90 f. Dissertação (Mestrado em Saúde da Criança e do Adolescente) – Universidade Federal do Paraná, Curitiba, 2016. Disponível em: <https://sucupira.capes.gov.br/sucupira/public/consultas/coleta/trabalhoConclusao/viewTrabalhoConclusao.jsf?popup=true&id_trabalho=4772817>. Acesso em: 10 jun. 2024.

ULHOA, L. S. et al. Mobilidade articular de idosos diabéticos e não diabéticos e influência da fisioterapia. **Fisioterapia em Movimento**, v. 24, n. 1, p. 99-106, jan./mar. 2011. Disponível em: <https://www.scielo.br/j/fm/a/3Xwv7pwScCNJXMdj9HvNSRy/?format=pdf&lang=pt>. Acesso em: 10 jun. 2024.

VASCONCELOS, J. T. S. **Pré-diabetes em pacientes com síndrome do túnel do carpo**: um estudo transversal analítico. 70 f. Tese (Doutorado em Ciências) – Universidade de São Paulo, São Paulo, 2013. Disponível em: <https://www.teses.usp.br/teses/disponiveis/5/5164/tde-18122013-144704/publico/JoseTupinambaSousaVasconcelos.pdf>. Acesso em: 10 jun. 2024.

VINIK, A. I. et al. Neuropatia autonômica diabética. In: INZUCCHI, S. E. (Org.). et al. **Diabete melito**: manual de cuidados essenciais. Tradução de Celeste Inthy. 6. ed. Porto Alegre: Artmed, 2007. p. 395-415.

WHO – World Health Organization. **Classification of Diabetes *Mellitus***. Geneva, 2019. Disponível em: <https://iris.who.int/bitstream/handle/10665/325182/9789241515702-eng.pdf?sequence=1>. Acesso em: 10 jun. 2024.

Respostas

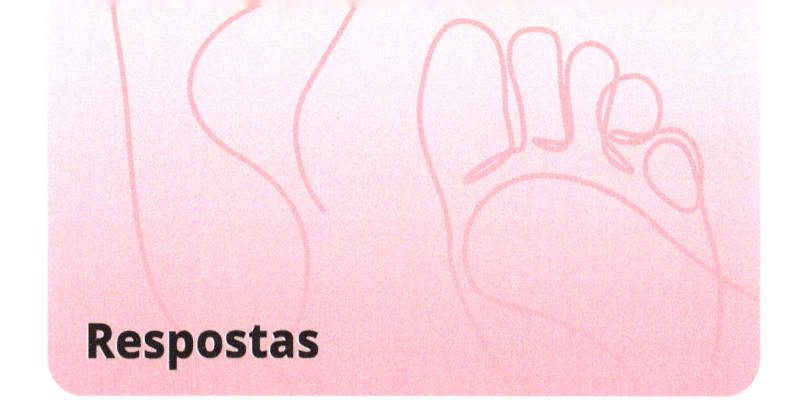

Capítulo 1

1. a
2. d
3. c
4. Limpeza e secagem diária de forma correta; utilização de hidratante para evitar o ressecamento da pele ocasionado pela redução da sudorese e que pode facilitar a abertura de fissuras e rachaduras; uso de sapatos confortáveis e adequados e cuidado com o corte das unhas, que devem ser retas para evitar encravamento. Além disso, o paciente deve evitar andar descalço e deve manter sempre sapatos fechados com meias que possam evitar a ulceração.
5. De acordo com as diretrizes da Sociedade Brasileira de Diabetes (Milech et al, 2016), o peso deve ser menor do que 400 g (máximo: 480 g); a parte anterior (frente) deve ser ampla, com largura e altura suficientes para acomodar os dedos; o solado não pode ser flexível e deve ter redução de impacto, ser antiderrapante e com espessura mínima de 20 mm; não pode haver costuras e/ou dobras internas; o colarinho deve ser almofadado; a lingueta, prolongada; a palmilha, removível; a abertura e o fechamento devem ser com calce regulável; a numeração deve ser de um ponto ou meio ponto e, ao menos, duas larguras; o salto deve ter dois centímetros; com rigidez no médio pé e fixação no calcanhar.

Capítulo 2

1. d
2. a
3. c
4. Agudas (secundárias à abrasão dérmica) ou crônicas (consequência do aumento da pressão sobre pontos específicos), arteriais (resultante de um quadro de insuficiência arterial periférica) ou venosas (causadas por insuficiência venosa periférica).
5. Aliar o histórico do paciente para verificar se há recorrentes casos de ulcerações, se a lesão é profunda, o tempo que a lesão está presente, se as lesões são de etiologia traumática e a presença concomitante de doença arterial periférica. Atentar-se para a presença de náuseas, mal-estar, torpor, febre e/ou anorexia que denotem um quadro de infecção grave.

Capítulo 3

1. c
2. a
3. b
4. Presença de necrose, pontos de esfacelos, presença de túnel e infecção, maceração da pele e a margem da ferida.
5. Motora, sensorial e autônoma.

Capítulo 4

1. c
2. d
3. e
4. Lúnula vermelha.
5. Branca superficial.

Capítulo 5

1. As dermatoses mais comuns são as dermatofitoses, causadas, principalmente, pelo fungo *Tínea corporis e crupe*. Sua principal característica são os pruridos.
2. e
3. Um dos tipos é a microcirculatória não oclusiva, que atinge capilares e arteríolas dos rins, a retina e os nervos periféricos. O outro tipo é a macroangiopatia, que se assemelha com feridas nas coronárias e atinge a circulação arterial periférica
4. b
5. d

Capítulo 6

1. a
2. d
3. a
4. Pediosos e tibiais posteriores.
5. 1) Eletroneuromiografia, que possibilita a identificação do envolvimento de fibras largas, a verificação da simetria, a gravidade e a progressão da neuropatia, bem como determinar se a condição é aguda ou crônica; 2) Teste quantitativo de sensibilidade, utilizado para identificar e quantificar alterações sensitivas das modalidades térmica, dolorosa e vibratória em polineuropatias; 3) Microscopia confocal de córnea, que possibilita avaliar a caracterização e o padrão de distribuição das fibras nervosas em indivíduos saudáveis de ambos os gêneros e de diferentes idades.

Sobre o autor

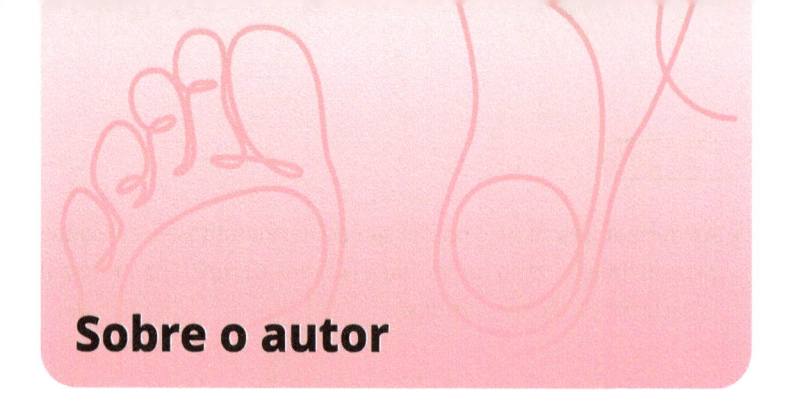

Cristiano Caveião é doutor em Enfermagem pela Universidade Federal do Paraná (UFPR), mestre em Biotecnologia pelas Faculdades Pequeno Príncipe (FPP), especialista em Gestão de Saúde e Auditoria pela Universidade Tuiuti (UTP), graduado em Enfermagem pela Faculdade de Pato Branco (Fadep) e habilitado em Podiatria Clínica. Professor de cursos de graduação, especialização e educação a distância, tem experiência na área de gestão, saúde do adulto e do idoso. É avaliador de cursos da educação superior, designado pelo Instituto Nacional de Estudos e Pesquisas Educacionais Anísio Teixeira (Inep), do Ministério da Educação (MEC).

Impressão:

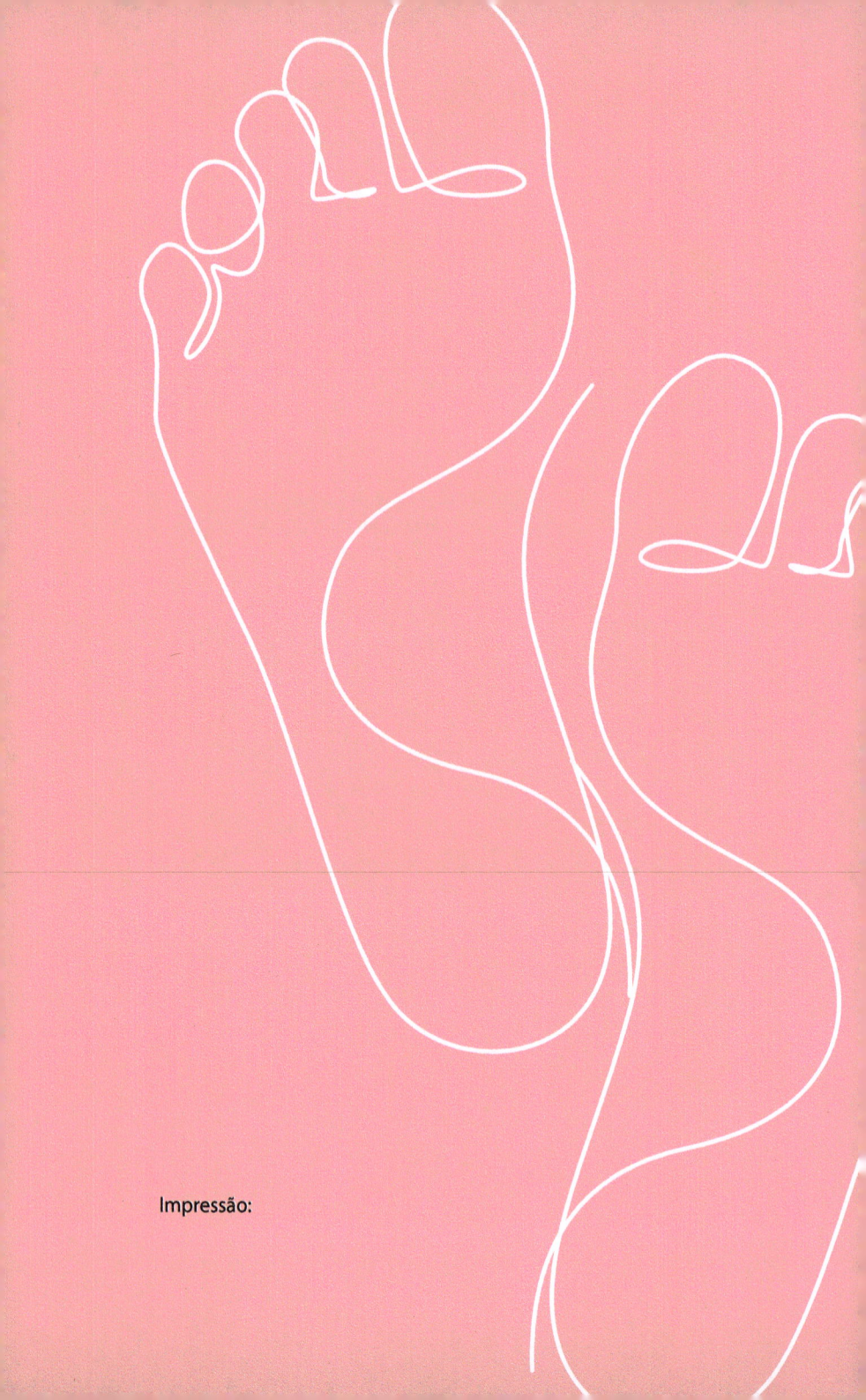